Шанти Натхини
(М. В. Николаева)

Йога прозрения

Путь слепца

1-2 издания:

Шанти Натхини. Йога прозрения, или Путь слепца.
Шанти Натхини. Йога-терапия для восстановления зрения
«Крылов» (Санкт-Петербург, 2007-208)

3 издание:
Мария Николаева. Йога прозрения
«Традиция» (Москва, 2015)

Автор выражает благодарность доктору медицины М. С. Агарвалу –
основателю Института Зрения в Дели, автору книги «Забота о глазах» -
за личные консультации в Ришикеше (Индия) и ценные рекомендации
по восстановлению зрения естественными методами,
а также врачу Андрею Евгеньевичу Вахрушеву (Санкт-Петербург)
за внимательное вычитывание текста 3-го издания
с позиций современной медицины
и ценные замечания.

ISBN-13: 978-1468027297
ISBN-10: 1468027298

**Шанти Натхини
(М. В. Николаева)**

Йога прозрения

Путь слепца

CreateSpace
2017

Йога прозрения

Путь слепца

Предисловие к третьему изданию

Работа над данной книгой велась осенью 2005 года в Ришикеше (Индия), а спусковым механизмом для ее начала послужило странное совпадение. Сначала я наткнулась на брошюру д-ра Агарвала о йогических методах исправления зрения, где было указано, что он бесплатно принимает в своей клинике по соседству, и уже на следующий день явилась к нему на прием, а он в свою очередь прописал мне средства для промывания глаз, которые в местной аптеке были особо выделены как авторский препарат. Надо признать, развивать общение было затруднительно, поскольку благотворительность почтенного академика пользовалась спросом, и к нему фактически стояла очередь индийцев, которым бесплатная медицина была безусловно необходима, тогда как он был уже в преклонном возрасте и очень уставал. Впрочем, я успела узнать из бесед, что он всегда считал своим гуру Шри Ауробиндо, который в конце жизни и вовсе ослеп! Хотя он пытался помогать людям именно исправить зрение, чего желает всякий читатель, меня заинтриговал факт пиетета к духовному учителю, потерявшему зрение, и на основе имевшегося опыта практики йоги я пришла к выводу, что дело здесь совсем в ином! Так появился замысел труда, где я постаралась выявить приоритет духовного видения над физическим зрением, переосмыслив само понятие нормы.

Так вышло, что мое новаторство в подходе к ослаблению глаз оказалось не слишком востребовано даже самими издателями, отчего петербургское издательство "Крылов" выпустило первое издание "Йога прозрения: Путь слепца" (2006) с подзаголовком "Как улучшить зрение и избавиться от очков", а второе издание получило новое заглавие "Йога-терапия для восстановления зрения" (2007). Впрочем, успех был несомненный, второе издание потребовало допечатки тиража (2008), тогда как запланированное тогда третье издание опять под новым названием "Очистить зеркало души" не вышло в связи с финансовым кризисом. Но у книги появились новые достижения:

она была переведена на эстонский язык неизвестными доброжелателями и вышла в Таллине (2009), и хотя автора известить не удосужились, я случайно обнаружила рекламу книги в сети год спустя и получила от эстонских читателей экземпляр, где нашла адекватно указанные сведения об авторе, поэтому претензий предъявлять не стала. Затем поступил запрос на некоммерческое использование аудиозаписи от Красноярской библиотеки для слепых (2011), и там был записан диск по второму изданию. Наконец, продажи электронных версий побили своеобразный рекорд популярности, так что книга в последнем оформлении, уже не попавшем в печать на бумаге, заняла сразу два первые места по Еврейской автономной области в рейтинге первого законного и доселе крупнейшего распространителя "ЛитРес" (Москва) по итогам за 2013 год.

Несмотря на искаженное представление о книге первыми издателями и некоторые недоразумения, возникавшие у читателей при виде фотографий автора в очках (хотя о своем опыте плохого зрения с детства я пишу прямо во введении), сам замысел оказался востребованным. Вернувшись в Россию из Азии, я получила возможность лично общаться с читателями книги, и мне многие говорили, что правильно поняли авторский посыл, более того - он серьезно заинтересовал мыслящую аудиторию, уставшую от потока литературы по исправлению зрения, как правило не дающую никаких результатов при выполнении указанных там рекомендаций без смены образа жизни в целом. Некоторые читатели признавались, что они сами покупали эту книгу именно потому, что им сразу становилось понятно, что "это о другом", а не о лечении в обычном смысле. Тем не менее, было приятно услышать позитивную оценку моего труда от профессионального врача, несколько лет работавшего инструктором по йоге, который исправил всего несколько мелких недочетов, которые можно было бы раскритиковать с позиций современной медицины. Итак, текст остается востребованным и актуальным! Мне остается поблагодарить издательскую группу "Традиция" за включение данной книги в мою авторскую серию как достойную очередного переиздания на бумаге.

Мария Владимировна Николаева
Санкт-Петербург, 2014

Введение.
Диоптрии и самочувствие

«Видеть – или погибнуть...»
П.-Т. Де Шарден «Феномен человека»

Человеку свойственно создавать себе препятствия, а потом мужественно их преодолевать, - прежде всего это относится к понятию «нормы» вообще и «нормального» зрения в частности. Современный человек установил для себя «единицу» зрения, относительно которой начал измерять процесс массового «ухудшения» зрения городских жителей, вызванного развитием способов общения, требующих фиксации внимания на ближайших объектах, ограниченных экраном телевизора или компьютера. Сколько бы ни требовали окулисты сокращать время взаимодействия с подобными средствами овладения реальностью, давно уже очевидно, что «спасти» человечество от развития внешних орудий понимания едва ли удастся. Следует признать, что вопрос не в том, как образованному человеку сократить время пребывания за компьютером до часа в день, а как научиться пользоваться им неограниченное время без ущерба для себя. Люди откровенно боятся всего, что они создали, и изобретают различные защитные экраны, которые можно поставить между собой и тем зкраном, который им на самом деле нужен для дальнейшего развития разума. Взаимодействие с тсхникой требует ускорения энергетической трансформации, поэтому противопоставление внутреннего развития внешнему едва ли уместно. Ухудшение зрения – естественный процесс приспособления к работе нового типа, которого прежде всего нужно перестать бояться, научиться понимать, а затем и управлять им, то есть просто научиться переключаться с одного типа видения на другой, независимо от продолжительности каждого.

Давайте задумаемся об относительности диоптрий: всем известно, что люди с одинаково «плохим» зрением либо носят очки, либо умудряются обходиться без них, ориентируясь в обычной жизни без особых проблем. Один человек спешит записаться на операцию при близорукости «минус два», а другой продолжает перемещаться по родному городу при «минус шести», пользуясь очками не чаще нескольких раз в день, как я сама делала долгие годы. Немаловажны и сопутствующие факторы: например, испытываете ли вы повседневно головные боли, происходящие от напряжения глаз, или же нет. Так, при том же самом зрении, работая с литературой и компьютером, до практики йоги я сама страдала к вечеру от жесточайшей боли, зарождающейся в глубине глаз и постепенно охватывавшей всю голову, а последние годы мне не приходится испытывать ни тени недомоганий, хотя зрение «объективно» осталось прежним, ведь работать мне приходится не меньше, а больше. Нет никакого смысла исправлять привычку глаз к сосредоточению на ближайшей плоскости, коль скоро это нужно для самореализации, но немаловажно избавиться от побочного «страдания за идею». Следует добавить, что люди с теми же самыми диоптриями подвергаются риску сопутствующих заболеваний (катаракта, астигматизм и т.п.), или выздоравливают от них, и все это необъяснимо попытками подогнать резкость своего взгляда на окружающий мир под изобретенную наукой «норму». Личный опыт изменения самочувствия с помощью йоги при сохранении тех же диоптрий позволяет мне утверждать особую форму оптимизма, которая, впрочем существовала испокон веков в образах слепого музыканта и слепого пророка.

Итак, мы с вами находимся, как всегда и бывает, где-то между крайностями. К концу второго тысячелетия на нашей планете удавалось выживать более чем десяти миллионам совершенно слепых людей, и эта цифра, озадачивающего каждого, как такое вообще возможно, продолжает увеличиваться. В то же самое время вокруг нас проживает еще большее число людей с вполне нормальным зрением, а иногда и превышающим по силе заветную «единицу», к которым с еще большим недоумением мы могли бы переадресовать вопрос Достоевского: «Зачем живет такой человек?» В этом мире полутеней, где не бывает ни совсем белого, ни совсем черного, зрение должно измеряться не способностью смотреть, а способностью видеть, которая зависит не столько от силы глаз, сколько от силы сознания. В конце концов, именно последняя определяет первую, и при достаточном развитии прямого осознания реальности степень ее физической видимости становится просто малозначимой. И наоборот, при необходимости осознание дает возможность научиться управлять внешним созерцанием, либо путем постепенного улучшения зрения, когда речь идет о функциональных, а не органических нарушениях, либо путем выхода на иные источники получения информации об окружающем мире – будь то развитие слуха или открытие «третьего глаза». Вот почему, приводя йогические средства «исправления» зрения, я буду выстраивать последовательность их применения в соответствии с классическим путем развития сознания. Таким образом, эта книга - не пособие для самолечения, а руководство по практике йоги с акцентом на «прозрение», и мы должны быть настроены не как «пациенты», а как люди, занятые своим духовным развитием. Йога - средство энергетической трансформации, и здесь мы просто рассмотрим ее в аспекте воздействия на видение мира, которое зависит от соотношения того, на что мы смотрим, и того, что мы в конечном счете усматриваем.

Разумеется, кроме личного опыта мы будем опираться здесь на авторитетные источники, среди которых особое место занимает теория доктора медицины В. Х. Бейтса, книга которого «Лучше видеть без очков» стала международным бестселлером. Интересно отметить, что сам автор нигде не упоминает йогу, однако его рассуждения находятся в естественном соответствии с требованиями к построению практики, хотя в самой книге приведено больше объяснений, чем практических рекомендаций. Книга Бейтса призвана изменить способ пользования своими глазами, начиная с исправления сознательных установок, касающихся понимания и «плохого» зрения и «полезности» линз. Конечно, это не осталось незамеченным индийскими окулистами, и мы индийский читатель уже знаком с брошюрой «Забота о глазах» доктора медицины М. С. Агарвала, директора Института зрения в Дели. Опираясь на концепцию Бейтса, он подбирает для реализации новых принципов выверенные техники йоги, позволяющие работать с телом, дыханием и мышлением – асаны, пранаямы и медитации. Как известно, в самой йоге гигиене и тренировке глаз уделяется немало внимания, достаточно обратиться к руководствам таких всемирно прославленных учителей современности, как Свами Шивананда, Свами Сатьянанда, Шри Йогендра и др. В итоге, мы обнаруживаем, что «мосты» наводятся с обеих сторон, - от медицины и от йоги, и нам остается лишь последовательно и точно состыковать их концы, чтобы получить исчерпывающее руководство по управлению зрением с помощью йоги. Однако мы не будем касаться здесь серьезных глазных заболеваний, а ограничимся «философскими» преткновениями для видения, то есть такой противоположностью функциональных изменений в строении глаз, которые вызывают близорукость или дальнозоркость. Речь пойдет в основном о силе глаз, точности видения, степени осознанности созерцания. Так называемое «улучшение» зрения – лишь закономерное следствие гармонии внутненнего и внешнего миров.

Практика йоги с глубокой древности приобрела вполне отчетливую последовательность, и все современные учителя, создавая собственные школы и стили йоги, неизменно возводят свои построения к классическому пути в восемь этапов, изложенному в «Йога-сутрах» Патанджали. Поскольку мы отказываемся признавать современного человека просто «больным», как это принято делать повсеместно, мы будем исходить из пути развития «нормального» человека, а не обращаться к йога-терапии. Читатель данной книги должен иметь мужество и вдохновение считать себя полностью «вменяемым», отвечающим за состояние своего зрения. Мы будем продвигаться по этапам развития сознания, которым соответствуют определенные стадии физического преображения. Вся суть нашей «йоги прозрения» сводится к наведению фокуса на практике для глаз, как если бы глаза сами по себе были неким существом, занятым своим собственным развитием. «Есть миры внутри миров», есть сущности внутри сущности, и глаза – такая сущность, которая вынуждена существовать на границе тела и мира, как житель береговой черты – то переживая наводнение информации, то оставаясь на отмели пустынного песка. Мир вокруг нас «накатывает и откатывает», и глазам ведомы и красочное многообразие вселенной, и тьма абсолютной пустоты, но им доступен также и ослепительный свет прозрения в истину бытия, выносить который они становятся способны только благодаря практике йоги. Для окружающих глаза человека – зеркало его души, а для йога, обратившего взор внутрь себя, глаза становятся зеркалом Вселенной, где он усматривает каждую мельчайшую песчинку на любом расстоянии. В наших силах превратить глаза обычного человека во всевидящее око мудреца, созерцающего в одно и то же время все грани бытия, которое в конечном счете независимо от тех или иных диоптрий.

Глава 1.
Глазное «дно» - зеркало души

Яма – воспитание взгляда на вещи

Всем известны факторы, необходимые для реального улучшения зрения: изменение образа жизни, привычек питания, отношения к самому себе и т.п. Ведь для того чтобы првильно смотреть, нужно уметь направлять взгляд, а это происходит только благодаря сознательному отношению к своему положению в окружающем мире. Бейтс вводит для обозначения вещей, которые человек способен или не способен видеть ясно и отчетливо, понятия «оптимума» и «пессимума». Психологи прекрасно знакомы с явлением, что человек видит только то, что хочет видеть, но оказывается, этот феномен не ограничивается просто нежеланием замечать неприятные явления, а выражается в буквальной физической неспособности видеть те или иные объекты. Острота зрения постоянно варьируется в зависимости от общего самочувствия человека, и он подсознательно выбирает, на что тратить силу видения, а на чем ее выгоднее съэкономить. Естественное стремление к пребыванию в блаженстве, которое в индийской философии неизбежно сопутствует усилию к осознанию подлинной реальности, присуще любому человеку. Простейший пример, приводимый Бейтсом: лицо матери и лицо чужака для ребенка – он распахивает или зажмуривает глаза, иными словами, он соглашается или отказывается воспринимать, а в результате, видит или не видит. Повзрослев, человек учится «не видеть» с открытыми глазами, подстраивая орган зрения для этой цели. Так, таблица оккультиста – «пессимум» для пациента, и он видит ее намного хуже, чем в действительности способен видеть, а прописанные линзы с точной «коррекцией» лишь закрепляют этот результат, и из временного он становится постоянным и т.д. В итоге «плохое зрение» - обратная сторона такого явления, как «дурной взгляд», для выправления которого и предназначен первый этап йоги, состоящий из усвоения нескольких принципов внешнего поведения.

Ахимса – «не убий взглядом»

Ахимса буквально означает «ненасилие», но что относится к насилию? Нам знакомы расхожие выражения «убийственный взгляд», «испепелить взором», «молнии из глаз» - все они выражают состояние гнева, которое предшествует насильственным действиям. Однако мораль скучна, пока неясен скрытый смысл энергетических процессов, протекающих в подоплеке внешних поступков. Энергия гнева, в действительности, столь же мощна, как и йогическая сила, позволяющая поджигать взглядом свечи на расстоянии. Казалось бы, ограничиваясь гневным взглядом, мы избегаем худшего зла – реального удара. Но, как известно, настоящий йог всегда избегает демонстрировать сверхъестественные силы (сиддхи), опасаясь растраты энергии, необходимой для духовного развития. В древних преданиях о подвижниках мы находим немало историй о том, как почти достигший просветления отшельник разом терял все плоды своей подчас многовековой аскезы, поддавшись гневу. Иными словами, «молнии» из глаз суть мощные энергетические удары, неизбежно производящие значительные разрушения в тонкой структуре объекта, на который они направлены. По счастью, обычный человек слишком слаб, чтобы кого-нибудь «убить взглядом», а что касается «разбитого» состояния после разноса начальства или семейного скандала, то оно знакомо в той или иной степени каждому.

Но давайте посмотрим, как это сказывается на том, кто позволяет себе подобное воздействие на ближних. Во-первых, он действительно теряет энергию, а значит, его глаза – то, что называют «магнетизмом» взгляда, - ослабевают энергетически, что выражается поначалу лишь в чувстве опустошенности. Вследствие же повторения частых приступов гнева, эффект накапливается, и глаза начинают слабеть физически, т.е. зрение постепенно портится. Во-вторых, меняется энергетическая структура глаз, и они в принципе из «окон восприятия» превращаются в некое подобие «амбразур», а как долго человек может «отстреливаться», сидя в своем «танке», зависит от запаса личной энергии, который всегда ограничен. Когда же сила иссякает, в права вступает закон кармы, ибо вся структура такого человека сама собой производит обратное разрушение, притягивая энергию того же качества. В-третьих, разрушение внешнего окружения приводит к тому, что сам «воин» оказывается среди развалин, где практически нельзя нормально существовать, не говоря уже о том, чтобы жить счастливо. Более того, то, что он видит вокруг себя после учиненного им разгрома, совершенно не соответствует реальному положению дел. Ведь человек, как он есть на самом деле, намного лучше того человека, на которого вы только что накричали, тем самым навсегда потеряв возможность увидеть его истинное лицо, не перекошенное обидой или страхом.

Как мы теперь понимаем, в результате бросания гневных взоров, не просто ломается механизм смотрения, но искажается видение, а в конечном счете, страдает сам деспот. В чем состоит «лечение» глаз, больных гневом? Свами Вивекананда, великий учитель современной Индии, считает, что в воспитании сострадательного взгляда на мир, когда все вокруг, как бы оно не нравилось, превращается в средство служения ближним. Как стать провидцем, обладающим необыкновенной силой видения, превышающей обычное зрение? Вивекананда считает путь карма-йоги самым подходящим для этой цели, призывая не ждать самореализации, чтобы «снисходить» до помощи ближним, а начинать с труда в миру и постепенно «восходить» к высотам духа. Для того чтобы показать действенность сострадательного взгляда на внешний мир, Вивекананда часто рассказывал притчу о лесном отшельнике.

Некий подвижник пребывал в медитации, но мелкая птичка вывела его из погружения в себя своим чириканьем. В гневе он взглянул в ее сторону, и бедная пташка сразу упала замертво. Смекнув, что он всего достиг, отшельник решил направиться в город учить людей, но ему предстояло многому научиться. Ожидая подаяния у ворот дома, он почувствовал легкое раздражение, но хозяйка попросила его подождать и заметила: «Я все же не птичка, чтобы спалить меня одним взглядом!» Пораженный подвижник пожелал выведать, какими практиками она достигла таких способностей к видению, но та ответила: «Я простая женщина, и никакой йогой не занимаюсь. Всю жизнь я честно служу мужу и детям, и Господь благословил меня даром провидения». Затем она направила его на рынок, чтобы встретиться с человеком еще более выдающимся, и он оказался... мясником. Тот тоже попросил его подождать до вечера, пока он не закончит работу и не накормит престарелых родителей, а после прочел написанный ночами трактат, содержавший духовные прозрения необычайной ясности. Отшельник не выдержал и вскричал: «Как такой высоко духовный человек может заниматься столь мерзким делом?» Мясник покачал головой и мягко возразил: «Милый мой, долг не может быть мерзким!»

***Упражнение.** При всяком приступе гнева следует на несколько мгновений закрыть глаза, удерживая вырывающийся поток энергии, сосредоточиться на ясном свете в межбровье, преобразовать волевым усилием при помощи смены ментальной установки качество энергии, а затем мягко открыть глаза и просмотреть на «оппонента» с сочувствием и пониманием. Тогда между вами вскоре установится взаимопонимание, т.е. равноценный энергообмен, и ваши глаза не пострадают. Разумеется, следует не позволять никому производить разрушения в вас самих, для чего отношение сострадания тоже выступает наилучшим «защитным экраном».*

Сатья – «смотреть в корень»

Сатья буквально означает «истина», и здесь подразумевается не просто правдивость, но и верное видение реальности. Каждый из нас более или менее представляет себе разницу между способностью «усматривать главное» и «скользить взглядом по поверхности». Как отмечает Бейтс, на физиологическом уровне острота зрения зависит от центральной фиксации взгляда. Прямой честный взгляд, как и в случае гневного взгляда, явление двустороннее: человек не только точно передает через глаза энергетический посыл, соответствующий его истинным чувствам, но и устанавливает ближайший контакт с объектом, благодаря которому суть вещей сама собой раскрывается перед его взором. Здесь также способность видения находится в соответствии с правильно организованным мышлением, ибо «привычный вывих мозгов», свойственный человеку лживому и подозрительному, искажает видение реальности в самом буквальном смысле. Человек, смотрящий на мир с открытыми глазами, замечает все вокруг с поразительной точностью, тогда как тот, кто «прячет глаза» из опасения выдать свои нечистые намерения лишает самого себя адекватного видения ситуации. Взгляд исподлобья или искоса приводит в итоге к нарушению зрения.

В индийских логических системах распространен пример ошибки в умозаключении, когда человек в полумраке принимает веревку за змею, т.е. на самом деле видит перед собой именно змею, а не веревку. Как это происходит? Из чувства страха, порожденного нарушенным энергетическим восприятием окружающего мира. Человеку, конечно, в большей мере знакомы очертания спутанной веревки, нежели змеи, однако встреча с последней представляется событием более значимым, поэтому зрение «настроено» на то, чтобы видеть прежде всего силуэт змеи, а не веревки. Ведь принять веревку за змею не так страшно, а обратная ошибка может стоить жизни, и человек склонен перестраховываться. Однако все это выдает его неспособность чувствовать реальность и смотреть на вещи прямо, ведь страх заставляет в той или иной мере закрывать глаза или отводить взгляд. При более пристальном взгляде человек обнаруживает свою ошибку, то есть начинает видеть змею на том же самом расстоянии, при том же самом освещении. Объективные условия остались прежними, но способность видеть улучшилась благодаря изменению внутреннего состояния.

Здесь также существует интересный феномен, когда человек подсознательно принимает плохое зрение как выгодное стратегическое действие, дабы вывести своих ближних на чистую воду. Ведь когда окружающим кажется, что вы многого не замечаете, они становятся намного раскованнее в своих действиях и не особенно стараются скрыть неблаговидные поступки. Прискорбно, но такой способ приспособления – попытка улучшить видение путем ухудшения зрения – довольно распространен, хотя вскрыть его психологические мотивы часто не только непросто, но и уже поздно. В «Панчатантре» встречается сюжет, где герой выбирает подобную тактику осознанно, но именно поэтому ему удаётся вовремя вернуться к нормальной жизни, не дожидаясь, пока зрение действительно ухудшится.

Жил в одном городе брахман с неверной женой. Каждое утро пекла она пироги для любовника, не жалея масла и сахара, и долгое время удавалось ей обманывать мужа. Наконец, тот пожелал знать, куда она носит все эти кушанья, и жена сказала: «Неподалёку есть святилище богини, где я совершаю ритуал жертвоприношения». Не сомневаясь, что муж наблюдает за ней, жена направилась к святилищу на сей раз, но прежде спустилась к реке, чтобы совершить омовение. Тем временем муж обогнал её другой дорогой и притаился во тьме святилища. Вскоре жена предстала перед статуей богини и обратилась к ней с просьбой: «О благословенная! Сделай так, чтобы мой муж ослеп!» Тогда брахман произнёс из-за статуи не своим голосом: «Коли будешь подносить ему каждый день пироги с маслом, словно самому богу, тогда он ослепнет!» Жена принялась исполнять волю божию, и вскоре брахман пожаловался: «Дорогая, что-то я ничего не вижу!» Узнав об этом, любовник решил, что муж ему больше не страшен, и начал являться посреди бела дня, будто к себе домой, без приглашения. Наконец, брахман поймал их на месте преступления, избил любовника, а жену выгнал из дома.

Упражнение. *Встаньте или сядьте на некотором расстоянии от объекта, который вы желаете рассмотреть, а затем продлийте следующую серию изменений восприятия. Сначала расфокусируйте взгляд, чтобы в поле зрения попадало как можно большее пространство, и все объекты станут расплывчатыми. Затем наведите резкость взгляда на избранный объект, исключив из поля зрения все вокруг, и вы сразу почувствуете, насколько отчётливее стали его очертания. Чередуйте расфокусировку и центрацию зрения, упражняя мышцы глаз и согласуя их работу с осознанной командой разума. Кроме того, старайтесь* «смотреть на вещи непредвзято», устраняя любые сравнительные суждения, которые непременно привежут к искажению видения любого объекта.

Астея – «глаза не завидущие»

«Глаза завидущие – руки загребущие...»
Русская поговорка

Астея буквально переводится как «не-воровство», но в это понятие вкладывается более широкий смысл: не присваивать чужое и даже «не зариться» на чужое. Эффект «бумеранга сглаза» хорошо объясняется теорией кармы, согласно которой всякий завистливый взгляд, брошенный искоса с пожеланием «чтоб тебе пусто было» непременно отыграется потерей собственного имущества. Свами Венкатешананда для профилактики такой распространенной болезни взгляда на вещи, как зависть, предлагает размышлять о субстанции вещей, из которой они все происходят, а потому принадлежат в действительности на глубинном уровне одинаково всем живым существам. Однако из этого видения сути бытия следует вовсе не «передел» имущества, а спокойное отношение к его естественному «неравному» распределению, ибо, как испокон века известно индийским мудрецам, люди не равны. Зависть нарушает видение обеих сторон – и тот, кто хочет присвоить чужое, и тот, кто обладает вожделенной для других вещью одинаково получают искаженное представление о ее реальности. До какой степени может дойти неспособность видеть вещи в истинном свете, когда взор замутнен вожделением, хорошо передано в одной истории из «Панчатантры».

Жил в одном городе бедный брахман, давший обет совершать в положенный срок жертвоприношения. Однажды отправился он в ближайшую деревню, и благочестивый пастух даровал ему подходящего козла на заклание. Брахман взвалил козла на плечи и тронулся в обратный путь, а по дороге его повстречали три голодных вора, у которых слюнки потекли от предвкушения жаркого. Посовещавшись, они составили хитрый план, как заполучить козла. Первый вор забежал вперед и, словно невзначай попавшись навстречу брахману, запричитал: «О, несчастный! Зачем ты тащишь с собой

14

нечистую тварь – дохлую собаку?» Через некоторое время повстречался брахман второго вора и услышал: «О несчастный! Как ты посмел спутать ноги священной корове?» Наконец, третий вор вышел навстречу брахману из-за поворота и сокрушенно покачал головой: «О несчастный! Разве не глупо водрузить на плечи вьючное животное - осла?» В конце концов, брахман не выдержал: «Видать и впрямь что-то неладное творится с жертвенным козлом! Может это и не козел вовсе, а оборотень!» С этой мыслью брахман поспешно бросил козла на дороге, а стоило ему скрыться из виду, как воры принялись готовить праздничный ужин.

Упражнение в созерцании субстанции вещей лишь подготовка к более серьезному пониманию теории кармы, ведь объектом зависти может быть также и пресловутое хорошее зрение, коим обладает почему-то ваш ближний, но не вы сами. Индуистский парадокс необходимости хорошего и плохого распространяется также и зрение: если вам достается только хорошее, то кому будет доставаться плохое (зрение)? «Зависть ослепляет» - это выражение передает одну из важных психологических причин плохого зрения, а также вскрывает мотивы стремления ослепить ближнего – чаще в переносном, а в суровые исторические эпохи и в прямом смысле. Индийская философия отсылает нас в поиске причин врожденной слепоты или других органических дефектов зрения к карме прошлых жизней. Принимаем ли мы теорию перевоплощения или нет, стоит задуматься о причинно-следственных связях хотя бы в пределах текущей жизни. Если мы обратим внимание уже не на связь вещей, а на связь живых существ, которые ими обладают, мы обнаружим ее основу в субстанции видения, ибо мир создается из совокупности представлений населяющих его людей. И вот, эта основа зрения тоже становится объектом вожделения, так что каждый хочет, чтобы только он видел сам, а все остальные видели именно то, что видит он, то есть, по-просту говоря, ослепли.

В индийской традиции существует немало историй, вскрывающих подлинные причины «плохого зрения» даже в наше время. Рассказывают, что однажды современный учитель крийяйоги Шри Шайлендра Шарма, обладающий целительским даром, по своей милости вернул зрение двум слепым. Так вот, вскоре в его ашраме родилось двое слепых телят, и учитель пояснил, что карма не может быть полностью уничтожена, а лишь передана другим живым существам. Мораль этой истории такова, что существует феномен «ворованного зрения», незаслуженной способности видеть, полученной за счет потери видения вашими ближними. Далеко не всегда слепые вызывают сострадание даже у святых: известно, как однажды в ашрам Шри Сатья Саи приехала несчастная мать с просьбой исцелить ее слепорожденного сына, но получила сухой отказ. Когда же преданные стали спрашивать, почему он остался не тронут ее мольбами, Шри Сатья Саи ответил: «Что я могу поделать? В прошлой жизни этот человек ослепил двоих людей, а теперь он должен на собственном опыте познать жизнь во мраке!» Перестаньте винить «слепую судьбу» за свое плохое зрение, ибо Господь всевидящ... Лучше постарайтесь обратить внимание на степень жадности своего взгляда на все вокруг и задумайтесь над последствиями, которые приносят «глаза завидущие» их обладателю и тем, кто ненароком попал под подобный взгляд.

Упражнение. Посмотрите на чужую вещь и представьте ее во всеобщности, где она в равной мер ваша и вам не нужно ее присваивать. Затем посмотрите на свою вещь и представьте, что всякий человек волен распоряжаться ею по назначению самой вещи. Оцените, в каком случае вы видите вещи отчетливее. Затем постарайтесь усмотреть связь вещей, так что каждая выступает продолжением другой, отчего в конечном счете все принадлежит всем. Попробуйте избавиться от идеи «мое» и смотреть на вещи безоценочно, не заботясь о степени их полезности и желанности лично для вас. Тогда каждая вещь окажется на своем месте, и их будет несказанно проще обозревать.

Апариграха – «охватывать взглядом»

Апариграха означает «ненакопительство» лишнего, которое распространяется не только на избыточность вещей, но и на дурную привычку накапливать впечатления, которая создает напряжение от попытки «охватить взглядом» как можно больше событий, а в результате они превращаются в неразличимое месиво. Святым, обладающим внутренним видением, потеря зрения уже не страшна, но она многого лишает их последователей, и от нарушения апариграхи не застрахованы даже весьма продвинутые в духовном плане личности. По свидетельству Сатпрема, великий учитель XX века, основатель интегральной йоги Шри Ауробиндо ослеп в затворе, отвечая на письма учеников, которых становилось все больше... Продолжательница его дела Мать к старости тоже начала терять зрение, однако каждое утро выходила к ученикам с живыми цветами, раздавая каждому по цветку, сопровожая свой дар лучащимся взглядом. «Шри Ауробиндо ослеп... Я не хочу ослепнуть!», - говорила она своему преданному ученику. В течение дня Мать старалась выкроить время, чтобы выполнять упражнения с таблицей окулиста, при которых видение букв самих по себе лишено всякого смысла. Урок, почерпнутый ею из участи сподвижника, очевиден: она отвечала ученикам живым взглядом, не придавая особого значения посредничеству букв, которые используются в таблицах лишь для укрепления самого зрения, позволяющего различать обращенные к ней лица. Но возможно, это очередной миф, ибо д-р Агарвал, детство которого прошло в ашраме Шри Ауробиндо, часто встречал учителя лично и уверяет, что у него были прекрасные глаза...

Стремление охватить взором побольше нередко становится одной из причин косоглазия: человек смотрит прямо на одну вещь, но при этом старается скосить взгляд на что-то сбоку. Несоблюдение апариграхи ведет также к появлению такого феномена, как «бегающий взгляд», скользящий по поверхности вещей. Интересно, как остановка внимания всего на одной вещи помогает быстрее ее «найти», независимо от того, насколько у вас хорошее зрение. Так, у меня есть знакомая супружеская пара, оба инструкторы по йоге, только у мужа хорошее зрение, а у жены – довольно сильная близорукость. Так вот, мужа всегда поражает, насколько быстрее его жена находит в комнате потерянные предметы: пока он озирается по сторонам, она уже протягивает руку почти наугад, и действительно, искомая вещь оказывается на этом самом месте. Следует подчеркнуть, что в отличие от астеи речь идет не о присвоении чужого, а об исправлении дурной привычки накапливать лишние вещи, без которых вполне можно обойтись. Помните: захламляя дом ненужными вещами, а память – посторонними излишними впечатлениями, вы лишаете себя точности видения тех вещей, которые вам в действительности необходимы. Вам становится сложнее о них помнить, а значит, сложнее за ними наблюдать. К связи же хорошего зрения с безупречной памятью, которой уделяет внимание д-р Бейтс, мы еще вернемся, когда дойдем до медитации.

Как-то раз муж и жена отправились в паломничество к далекому храму, и пришлось им пробираться сквозь глухие джунгли. Неожиданно муж заметил на тропинке блеск золота и поспешно стал набрасывать ногой песок сверху, дабы жена не соблазнилась мишурой и не лишилась даршана (лицезрения) Господа. Однако от взора жены не ускользнул его жест, и она укорила мужа, что для него еще остается разница между золотом и песком, ведь для нее они давно уже сравнялись в ценности.

Упражнение. *Возвращение к простоте видения потребует от вас избавиться от мельтешения картин перед глазами. Бейтс отмечает, что огромную помощь в восстановлении зрения оказывает припоминание чистого черного цвета. Людям лишь кажется, что они способны четко представить черное на белом (например, буквы таблицы окулиста), но на самом деле они вовлечены в пестроту многообразия красок мира, где любые контуры теряются в полутонах. Постарайтесь сосредоточить внимание на воспоминании черного, тогда очертания букв сами собой начнут постепенно выделяться на белом фоне.*

Брахмачарья – «взирать бесстрастно»

*Всякий, посмотревший на женщину с вожделением,
уже согрешил с нею в сердце своем.*
Новый Завет

Брахмачарья довольно сложное понятие: буквально оно означает «целомудрие», но применимо и к жизни в браке. Исходно брахмачарья означала период ученичества до вступления в брак и принятия на себя всей совокупности мирских обязанностей, включая рождение и воспитание детей. Рзумеется, молодой брахмачарин строго соблюдал сексуальное воздержание, а целомудрие в браке предполагало ограничение физической близости даже с собственной женой всего несколькими днями в месяц, наиболее благоприятными для зачатия. Если же человек вступал на монашеский путь, то для него брахмачарья означала пожизненное воздержание с применением сублимационных техник. Кажется, какое отношение вообще все это имеет к состоянию зрения? Однако давайте посмотрим на рекомендции врачей и йогов, где связь целомудния с незамутненным видением становится очевидной не только на духовном, но и на физическом уровне. Так, открывая книгу Свами Шивананды «Йога-терапия», мы находим в справочнике по лечению различных болезней «дальнозоркость», где вместо отдельной статьи стоит лишь краткая ремарка: «см. импотенция», т.е. требуется восстановление функции вари-грантхи. И наоборот, одна моя знакомая после посещения гинеколога по поводу аменореи (отсутствия менструации) была сильно удивлена его рекомендацией обратиться к окулисту, чтобы проверить состояние глазного дна. Мораль скучна, но если мы понимаем суть энергетических процессов, все становится на свои места. Безусловно, импотенция и аменорея – показатели сильной растраты сексуальной энергии, которая происходит не только при реальных физических отношениях, но и при сексуальных фантазиях и любых формах выражения вожделения, среди которых самой явной и сильной оказывается взгляд. Именно теперь нам ясно, почему «посмотреть с вожделением» приравнивается к «согрешить»: при направленном желании, явленном во взгляде, происходит подчас не менее сильная отдача энергии, нежели при телесном контакте. Энергия человека невоздержанного, «раздевающего взглядом» каждую встречную женщину, непрерывно утекает направо и налево, отчего слабеют сами глаза. И наоборот, в индийских преданиях нередко упоминается, каким магнетическим, полным силы и власти взглядом обладают целомудренные домохозяева, не говоря уже о подлинных подвижниках, для которых любая женщина есть воплощение божественной Матери. Такой взгляд способен изменить поведение даже падших женщин: например, когда Рамакришну Парамахамсу привели в публичный дом, желая отвлечь его от чрезмерной духовной практики, а он начал падать им в ноги с восклицаниями «О Мать!» Дело кончилось тем, что спустя полчаса уже женщины падали ему в ноги с просьбой молиться богу об их грешных душах. Подчеркнем еще раз: сила видения способна изменить видимый объект! И отметим также, что импотенция лечится прежде всего воздержанием, если оно означает не просто подавление желания, а его преобразование в духовную любовь.

Всем индийцам известен сюжет «Рамаяны» об изгнании в лес царевича Рамы, который был воплощением бога на земле. За ним последовали его верная супруга Сита и преданный ему брат Лакшмана, и когда они шли по узким лесным тропинкам, первым шел Рама, за ним Сита, а замыкал шествие Лакшмана. Так странствовали они долгие годы, а когда по истечении срока изгнания кто-то попросил Лакшману описать Ситу, которая славилась не только добродетелью, но и красотой, тот сумел передать лишь, как дивно сверкали ее ножные браслеты. Тогда последовал удивленный вопрос, неужели за столько лет Лакшмана не изучил досконально лицо своей госпожи. Оказалось, что тот никогда не смел поднять взор на жену старшего брата, хотя неотрывно следил за каждым ее шагом, оберегая от всяческих опасностей.

Упражнение. Прежде чем вы перейдете к выполнению конкретных рекомендаций по восстановлению зрения, постарайтесь перекрыть один из основных каналов потери сексуальной энергии – «страстный взор», ослабляющий ваши глаза. Лучшее средство для этой цели, которое тысячелетиями применяется в индийской культуре, почитать каждую женщину как Мать, либо Сестру. Смотрите на женщину не страстно, а с любовью, и вы восстановите не только прекрасные отношения с окружающим миром, но и испорченное зрение. Чистота взгляда, незамутненного вожделением, проявится сначала на психологическом уровне, а постепенно начнет оказывать исцеляющее воздействие на физические глаза. Но помните – это средство работает только тогда, когда вы честны с собой, то есть усвоили принцип сатьи.

Нияма – обращение взора на себя

Первая ступень йоги – яма - тербует поступать правильно по отношению к внешнему миру, для чего следует видеть вещи в истинном свете, как они существуют сами по себе, без вашего влияния. Выполнять эти принципы несложно, ибо здесь нужно быть пассивным – просто «не делать» ничего лишнего. Вторая ступень йоги – нияма – учит нас простейшим действиям по изменению самих себя, при ее освоении вы должны быть активны. Соответственно, вам предстоит совершать некие действия с целью не только исправить установки «как смотреть», но и создать дополнительные условия для самих глаз «видеть лучше». Иными словами, вы не просто смотрите на вещи с определенным настроем, а наблюдаете за процессом смотрения и корректируете самые основы видения. Если в первом случае важнее было, «что» вы видете – объект созерцания, то теперь внимание следует перенести на то, «как» вы видите – субъект созерцания. Разумеется, здесь мы уже переходим к простейшим процедурам для глаз, которые как правило неизменно полезны при ослабленном зрении (близорукость или дальнозоркость), а также неосложненных функциональных нарушениеях (астигматизм или косоглазие). В более сложных случаях все йогические рекомендации необходимо согласовывать с окулистом, ибо учесть все нюансы индивидуального состояния в книге просто невозможно. Парадокс состоит в том, что с плохим зрением вы не в состоянии хорошенько рассмотреть самих себя во всех смыслах, поэтому взгляд со стороны на начальном этапе вам совершенно необходим. Конечно, вам сильно повезет, если вы найдете учителя йоги и лечащего врача в одном лице, каким был Свами Шивананда, однако чаще приходится совмещать рекомендации обоих, в чем данная книга и предназначена вам содействовать.

Шауча – методы очищения глаз

В чужом глазу соломинку видит, а в своем бревна не замечает!
Русская поговорка

Шауча переводится как «чистота», одновременно физическая и душевная. В системе йоги под первой, как правило, подразумевается совершени омовений и разборчивость в пище, а под второй – чистые помыслы и правильная речь. В хатха-йоге считается, что выполнять асаны и пранаямы сложно, если тело предварительно не очищено специальными процедурами, коих было разработано немало в течение многих столетий практики. Точно также дело обстоит и со зрением: прежде чем начинать упражнять глаза, следует заняться их очищением. С целью удостовериться в необходимости омовений Свами Венкатешананда предлагает поставить простой опыт: в один день принять омовение перед медитацией (которая по сути есть «внутреннее созерцание»), а на следующий – попытаться медитировать, пропустив все нужные процедуры. Разумеется, вы сразу почувствуете разницу, которую учитель объясняет наличием в воде *праны*, то есть энергии, которую вы буквально впитываете всем телом, наполняясь свежей силой. Вот почему вы чувствуете себя взбодрившимся, выйдя из воды. В практике йоги уделяют внимание также очистительные процедуры, влияющим на зрение, и наиболее полно они описаны в книге Шри Йогендры «Йога: личная гигиена». К простейшим из них относятся промывание глаз снаружи, а также промывание носоглотки, при котором косвенно происходит промывание глаз изнутри. Ниже мы приведем варианты этих упражнений в изложении д-ра Агарвала, приведенные в его книге «Забота о глазах».

Промывание глаз. *Налейте в чашку воды, добавьте пять капель специального раствора для промывания глаз (Opthalmo Special), который при желании можно заменить аюрведическим препаратом Трипхала (в последнее время доступен в России). При промывании совсем пресной водой ощущения будут не самые приятные. В холодную погоду следует использовать теплую воду, хотя контраст температур воды и глаз, разумеется, способствует лучшему очищению. Опустите в воду глаз и мягко поморгайте. Обязательно поменяйте воду перед погружением в нее другого глаза, какой бы чистой она вам не казалась, ибо очищение происходит на микроуровне.*

Второй метод состоит в том, чтобы перед промыванием глаз набрать в рот воды и поболтать ее внутри, одновременно интенсивно моргая погруженными в воду веками. Это более интенсивное промывание, его можно повторить не более 5-10 раз.

Третий метод – вымывание токсинов слезами при длительном сосредоточении на пламени свечи. Мы рассмотрим его в главе о дхаране (концентрации), ибо в данном случае промывание – не цель, а сопутствующий эффект, хотя и весьма полезный.

Часто рекомендуют добавлять в воду для промывания глаз различные настои трав или масла, но в выборе добавок следует быть очень осторожными. Д-р Агарвал считает, что нет ничего лучше, чем утреннее промывание глаз настоем из свежих лепестков розы, брошенных в воду вечером. Когда я посетовала, где же я возьму столько роз, чтобы каждый вечер обрывать лепестки, доктор удивленно посмотрел на меня, достал из кармана несколько живых цветков и пояснил, что цветы можно всегда найти возле любого храма, ибо в индуистские ритуалы входит осывание статуй божеств цветами, которые меняют каждый день. Разумеется, не нужно подбирать цветы с алтарей, но возле храмов сидят цветочницы, у которых всегда можно купить гирлянду всего за пару монет. Конечно, в России далеко не на каждом углу стоит храмик, усыпанный розами, но и «экзотическим» этот цветок не назовешь. В индийских аюрведических аптеках продается лосьен для промывания глаз по рецепту д-ра Агарвала под названием «Три розы», куда входят многие другие травы, а также классический препарат «Трикул» для закапывания в глаза после промывания. Простейшие глазные капли можно приготовить из розовой воды, меда и разота (Berberis aristata) в соотношении 2:1:5, если вам удастся раздобыть последний компонент. Я опробовала на себе несколько видов капель, приготовленных по рецептам д-ра Агарвала, и действительно, работоспособность моих глаз заметно повысилась. Йоги же поступают просто: используют для промывания глаз такую же слегка подсоленную воду, какую готовят поутру для промывания носа (см. ниже).

Паровая ванна. *Этот способ очищения очень полезен при воспалении и раздражении глаз, равно как и при ослабленном зрении, но выполнять его нужно очень* осторожно. *Метод состоит в том, что вы берете небольшой электрочайник, доводите воду до кипения, после чего пар исходит из носика ровной струей, а затем всего не несколько секунд приближаете прикрытые веками глаза к паровой струе. Можно накрыть голову платком, чтобы пар скапливался возле лица. Обратите внимание: вы не направляете струю пара на глаза, а наоборот, приближаете глаза к пару, пока температура остается комфортной. В противном случае вы не в состоянии контролировать увеличение температуры и рискуете получить ожог даже при закрытых глазах! Отстранив лицо от паровой струи, лягте на спину и сразу положите на веки тампоны, смоченные холодной водой, чтобы остудить глаза и позволить им расслабиться. В воду также можно добавить листья Тулси или другой разновидности базилика, либо при помощи специалиста по аюрведе подобрать особые добавки, подходящие именно для вас.*

Джала-нетти — *простая и доступная практика, состоящая в пропускании воды через нос. Для получения терапевтического эффекта воду используют теплую и соленую, а для энергетического — холодную и пресную. Начинающим рекомендуется первый вариант, поскольку второй, проводимый неправильно, может привести к раздражению слизистых оболочек или воспалению нервов. Налейте чистую теплую воду в чайничек и подсолите. Плотно вставьте носик чайника в одну ноздрю и наклоните голову набок так, чтобы вода полилась сквозь воздухоносные пути и стала вытекать из свободной ноздри. Сколько воды протекло справа налево, столько же должно протечь и в обратном направлении. Пока вода льется сквозь воздухоносные пути, ее понемногу втягивают в нос и сплевывают, осуществляя промывание и массаж всех проходов носоглотки. После завершения процедуры следует наклониться и с медленным выдохом через нос выпрямиться. Повторите это движение несколько раз, чтобы вылить остаток воды из лобных пазух. Нетти излечивает хронический насморк, стимулирует нервную систему, улучшает зрение и, более того, дарует тонкое видение, способствующее непосредственному восприятию информации.*

После умывания следует завтрак, так что теперь поговорим о диете. Здесь уместнее всего ориентироваться на рекомендации по йога-терапии Свами Шивананды, который особо отмечает связь глаз с печенью, прекрасно известную во всех системах восточной медицины. Так, при близорукости он советует заняться восстановлением функции агни-грантхи, т.е. следовать тому же порядку лечения, что и при желтухе. Отметим, что в китайской медицине глаза считаются «отверстиями печени», и в акупунктуре учитывают важность прочищения тонкого «канала печени» для улучшения зрения. В Индии же всякий знает, насколько полезно промывать закрытые глаза холодной водой до и после еды, способствуя активации печени. Выбор пищи тоже чрезвычайно важен, и восстановление зрения требует переходя на диету, очень приближенную к йогической, где основу составляют свежие овощи и фрукты, пророщенные ростки, зерновые и бобовые, молоко и мед. Следует избегать острой и жареной пищи, особенно красного мяса, приготовленного подобным образом, если вы почему-то не в состоянии перейти на полное вегетарианство. Разумеется, далеко не полезны чай и кофе, любые напитки с сахаром и сласти. Предпочтение следует отдавать свежевыжатым сокам, которые советуют пить отдельно между основными приемами пищи, ибо глазам нужны витамины и минеральные элементы, причем в активной форме – насыщенные живой энергией. Глаза чрезвычайно чувствительны к качеству пищевых продуктов. Следует включать в рацион побольше зеленых и желтых фруктов, в которых много витаминов С и А, а также железа. Можно готовить особые «глазные тоники», смешивая соки различных фруктов и добавляя целительные травяные настои. Для примера приведу простую диету, рекомендованную д-ром Агарвалом, которую можно взять за основу повседневного питания.

Диета. На завтрак: молоко с пшеничными или кукурузными хлопьями, хлеб с маслом и сыром и свежим помидором, любые фрукты. В промежутке – стакан сока. На обед: зеленый салат, отварные овощи с рисом и хлебом, творог. В промежутке – стакан сока, желательно другого. На ужин: салат из свежих овощей, заправленный только лимонным соком, фасоль с рисом и хлебом, к которой невегетарианцы могут добавить отварное мясо. Надо отметить, что сочетание овощей, риса, фасоли и хлеба, которое подается на одном большом подносе и называется вместе одним словом «тали» - главное блюдо индийской кухни, хотя обычно все овощные и бобовые очень острые и нередко жареные в масле, что недопустимо при плохом зрении. Индийцы действительно едят его в разнообразных вариантах каждый день, часто как на обед, так и на ужин, но при этом тали никогда не бывает тем же самым, поскольку сочетание овощей и разновидностей бобовых всякий раз оказывается уникальным.

***Глазной тоник.** Смешайте в равном соотношении четыре сока – морковный, свекольный, томатный и апельсиновый. Все компоненты легко доступны, при этом апельсины можно заменить любыми другими цитрусовыми. Принимать следует перед едой.*

***Тоник для печени.** Смешайте в соотношении один к двум соки горькой тыквы и лимона, подсолите смесь обычной каменной солью. Принимайте по чайной ложке после основных приемов пищи дважды в день. Облегчает пищеварение, что способствует улучшению состояния глаз.*

Сантоша – на что «закрывать глаза»?

Сантоша означает «удовлетворенность» тем, что имеется, довольство малым. Это совершенно необходимое качество в практике йоги, и как подмечает Свами Дхармананда постоянные переживания современного человека из-за того, что он «не так хорош, как хотелось бы», - источник всех проблем, порождаемых непрерывным стрессом. Только способность принять самого себя таким, как ты есть, становится отправной точкой духовного развития. Точно так же удовлетворенность тем зрением, которое есть, оказывается началом его исправления. Д-р Бейтс уделяет огромное внимание устранению ошибочного мнения, что хорошее зрение есть результат усилия рассмотреть что-то. На самом деле, хорошее зрение сохраняется только тогда, когда глаза полностью расслаблены и пребывают в совершенном покое. Удивительно, но акт видения абсолютно пассивен: вещи видимы просто потому, что они находятся в поле зрения. При плохом зрении глаза тянутся к вещам, стараются ухватить их взором, а при хорошем зрении глаза распахнуты и находятся в ожидании, пока вещь проявит себя наиболее ясно и отчетливо. Очень важно выработать привычку не смотреть, а видеть, без неудовлетворенности, что Господь наделил вас глазами, а не телескопами. Напряженное всматривание порожается амбициями, которые по сути представляют собой деструктивные влияния, сгущающие вокруг вас покрывало невежества. Расслабление глаз при сохранении внимания – ключ к хорошему зрению, но о расслаблении мы поговорим в главе об асанах, ибо поначалу для того, чтобы расслабиться, вам потребуется овладеть особыми положениями тела.

Во вступлении к книге Свами Шивананды «Асаны йоги» один из его преданных учеников Свами Карунананда обращает пристальное внимание на массовое ухудшение зрения и, прежде чем привести какие-то упражнения, вскрывает главную причину этого прискорбного явления современности. Потеряв самого себя в бесконечно нарастающей тревоге за будущее и экзальтации всех чувств, человек эксплуатирует органы чувств сверх всякой меры, стремясь усмотреть невидимое, а из-за неудовлетворенности видимым он теряет способность различать даже ближайшие предметы. Вот почему с раннего детства цивилизованный человек в обществе с переразвитой «культурой потребления» становится «четырехглазым» чудовищем, напяливая на нос увеличительные стекла. «Видеть больше» означает «иметь больше», и напор потока информации в буквальном мысле не дает человеку «сомкнуть глаза». Что делать? Сызнова учиться «закрывать глаза» на многие вещи, без которых ваше существование ничуть не обеднеет. Принимайте то, что появляется в поле вашего зрения без всяких усилий, учитесь наслаждаться всешним видом каждой вещи, чтобы и при закрытых глазах вы могли бы продолжать ее «рассмотривать» благодаря сонастрою с сутью ее бытия. Лучший пример довольства всяким зрением – история о паломничестве святого

Сундарамурти, родом из Южной Индии. А наилучшее упражнение, при котором вы можете научиться воспринимать глазами энергию в наиболее чистом виде – это пальминг.

Сундарамурти женился на Сангили, которая была воплощением Умы, супруги бога Шивы. Он обещал не покидать ее, и Господь посещал их под деревом возле их жилища, не утруждая посещениями храма. Однажды Сундарамурти решил нарушить клятву, оставил Сангили одну и направился в Тируварур, где находился древний храм – место индуистского паломничества. Стоило ему тронуться в путь, как он ослеп. Тогда он обратился к Господу: «Если твоей волею мне суждено быть слепым, будь милостив, дай мне палку!» Шива даровал ему палку, и он продолжил странствие. Скоро его левый глаз стал видеть, а когда он добрался до храма и восславил Господа, правый глаз тоже прозрел.

Пальминг. *Это одно из упражнений, которое независимым образом «нашли» йоги и окулисты. Практика асан часто заканчивается наложением ладоней на закрытые глаза перед окончательным расслаблением в Шавасане. Целую главу посвятил пальмингу в своей книге д-р Бейтс, а краткое описание мы находим у д-ра Агарвала, который подчеркивает, что проводить это упражнение надо после промывания глаз. Накройте оба глаза ладонями так, чтобы центральные точки ладоней располагались напротив зрачков, но не надавливайте на глазные яблоки. Вы можете опереться локтями на край стола, а лбом – на ладони, чтобы полностью расслабить плечи и шею, иначе энергия не будет свободно проникать внутрь головы. В полной темноте, когда все проблески света исчезнут, представляйте свои глаза прекрасным цветком, распускающимся под теплом ладоней. Йоги предпочитают более абстрактную картину: передавайте энергию от ладоней внутрь глаз, ощущая, как они наполняются светом.*

Обратите внимание, что восприятие энергии в чистом виде требует отказаться на время от восприятия внешних сигналов. Однако при хорошем зрении, когда вы пассивно воспринимаете явление объекта в поле вашего зрения, вы точно так же впитываете исходящую от него энергию. И наоборот, напряженно всматривающиеся глаза заблокированы от естественного притока силы извне, поэтому они постепенно слабеют все больше. Пальминг – это своего рода модель, на которой вы осваиваете принцип. Хорошо, если вы имеете хотя бы первую ступень рейки, и поток энергии, излучаемый ладонями, сильнее обычного. В качестве подспорья при выполнении пальминга вы можете выбрать один из вариантов образного представления своих глаз как цветка, звезды, восходящего солнца и т.п., но суть состоит именно в передаче энергии, как это хорошо видно из следующего жития.

Святой Самартха Рамдас покинул отчий дом и долгие годы странствовал по святым местам, возвел несколько новых храмов и, наконец, вернулся в родные края. Соседи рассказали, что его мать сильно горевала, оставшись одна, так что выплакала все глаза и ослепла. Тогда Рамдас направился в отчий дом, наложил ладони на глаза матери, и она сразу прозрела, как только ей передалась йогическая сила сына.

Тапас – разжигание «огненного» взора

Тапас переводится как «жар», но с древнейших времен обозначает «подвижничество», которое приводит к разжиганию внутреннего огня. Поначалу подвижники использовали внешние формы аскетизма, посвящая его Господу, таким образом им удавалось перевести выработанную физическую силу в более тонкую духовную энергию. Постепенно развивался процесс так называемой интериоризации ритуала, при котором внешние усилия технически переводились на внутренний план: именно так создавались йоговские методы накопления силы, которая буквально ощущается как жар в теле и хорошо заматна в необыкновенно сияющих глазах йога. Однако тапас в его исходном смысле не утратил своего значения, ибо не так редко возникают обстоятельства, которые нужно просто «перетерпеть». Так, д-р Бейтс обращает внимание, что столь распространенная боязнь испортить зрение вблизи источников ослепительного света либо при тусклом освещении, читая в транспорте либо в положении лежа, разбирая через чур мелкий шрифт и т.п., вовсе необоснована. Наоборот, существует реальная необходимость тренировать глаза «в экстремальных условиях», хотя и в разумных пределах. Когда глаза используются правильно, что предполагает прежде всего их расслабление и центрацию, созерцание в трудных условиях приносит несомненную пользу. Дело в том, что в подобных обстоятельствах требуется еще больше расслабить глаза, отчего их состояние улучшается.

Даже если оставить в стороне идею использовать себе во благо экстремальные условия для видения, вся концепция Бейтса, вернувшая зрение многим людям, исходит из постулата о необходимости «тренировать» и «закалять» глаза. Очки, помогая глазам видеть, ослабляют их со временем настолько, что глаза начинают «лениться» еще больше, т.е. зрение ухудшается, - так возникает феномен прогрессирующей близорукости. По счастью, многие люди с плохим зрением, вынужденно оставшиеся без очков, с удивлением вскоре обнаруживают, что зрение начинает улучшаться. Накопление подобных случаев позволило многим другим решиться отказаться от ношения очков и заново учиться пользоваться своими глазами, постепенно приучая их видеть без помощи увеличительных стекол. Бейтс подчеркивает, что за наведение резкости отвечают в частности мышцы, опоясывающие глазные яблоки и меняющие их форму. Как и всякие мышцы, чтобы быть сильными и справляться со своей задачей, они должны быть тренированными. Тапас для глаз – основная идея, на которой зиждется применение всех последующих йогических упражнений для улучшения зрения. Всякий тапас предполагает накопление энергии, поэтому его результат проявляется не только изнутри в хорошем зрении, но и снаружи в очевидном «прояснении» и «твердости» взора. Здоровый глаз любит работать, поэтому глаза имеет смысл «нагружать», но это «давление» призвано лишь воспламенить внутренний свет, в котором без остатка растворяется всякая нечистота, замутняющая взор, как это произошло в буквальном смысле с йогом Виманой.

Вимана пришел к святому Йогу Шиве рано утром в последний день, когда тот собирался покинуть тело. В действительности учитель ожидал другого ученика, но тот по стечению обстоятельств не явился для получения посвящения. Тогда Йог Шива решился дать передачу знания тому, кто находился рядом с ним: он прошептал священную мантру в его ухо и начертал священный символ на его языке. Затем он надавил на глаза Виманы, отчего тот сразу узрел ослепительное сияние, залившее все вокруг, словно взошли тысяча солнц. И пока он пребывал в изумлении, Йог Шива благополучно переселился в мир иной.

Упражнение. *Д-р Агарвал приводит высказывание йогов: «Тренируйте глаза, тренируйте тело, тренируйте разум!» Д-р Бейтс советует пользоваться всеми возможностями для тренировки глаз, которые создаются в общественном транспорте, при тусклом освещении и т.п. При близорукости он рекомендует читать мелкий шрифт при тусклом освещении, уверяя, что после такого тренинга проблем с чтением обычного шрифта в нормальных условиях уже не возникнет. Если вы работаете с таблицей, то лучше всего чередовать чтение мелкого шрифта вблизи и крупного вдали (в два этапа: без очков и в очках): постепенно строки таблицы начнут проясняться и вы сможете увеличивать расстояние. Помните: главное условие успешного тренинга — правильно пользоваться глазами: следовать принципам расслабления и центрации. Как мы отмечали, парадокс хорошего зрения состоит в «ментальном усилии физически расслабиться». Тогда глаза сами найдут необходимую степень напряжения глазных мышц для оптимального прояснения объекта.*

Возможно, требование расслабиться, чтобы совершить нечто, ранее недоступное, останется непонятным, пока мы не дойдем до выполнения асан. Дело в том, что в йоге принцип расслабления всех мышц действует при освоении положений тела любой степени сложности. Так же в ритуальной практике всякое аскетическое действие сопровождается преданием себя Господу, т.е. открытости для получения божественной силы, которая и позволяет совершать чудеса подвижничества. Снаружи йоговские позы кажутся требующими колоссальной силы, но секрет их выполнения — в использовании энергии, которая способна наполнить и пропитать все тело только при условии, что оно полностью расслаблено, включая глаза.

Свадхьяя – самосозерцание Самости

Важно не то, что видят другие, а то, что видит Самость.

Б. К. С. Айенгар «Прояснение жизни»

Подлинный тапас наступает тогда, когда устраняется «наблюдатель» и устанавливается чистое «наблюдение». Это загадочное утверждение йогов находится в полном соответствии с требованием расслабления, но нуждается в более полной картине, как устроено «видение» во Вселенной. В индуизме считается, что по большому счету есть только один Видящий, познание которого и называется свадхьяей. «Две птицы сидят на дереве: одна вкушает сладкий плод, а другая смотрит на нее – и не ест...» - говорится в упанишадах. Понятие Свидетеля относится к Господу, истинной Самости человека, поэтому при искреннем вопрошании «Кто видит?» всякий из нас приходит к одному и тому же источнику цельного видения реальности. Всем нам хорошо известно, что не глаза видят, а человек видит с помощью глаз. Индийская философия идет в направлении поисков субъекта видения еще дальше: не люди видят, а Господь видит посредством людей. В Бхагавадгите есть описание Господа в его истинном облике, явленное Арджуне после долгих настойчивых просьб, где в изумлении он восклицает: «Миллионами глаз Он смотрел!» И замечание д-ра Бейтса о том, что плохое зрение – результат ненормального состояния разума, находится в полном соответствии с индийской философией. Господь всевидящ, и только если вашими глазами смотрит сам бог, зрение совершенно, а пока вы пытаетесь смотреть сами, у вас ничего не выходит.

С каким бы скептицизмом современный образованный человек ни относился к божественному в любых формах проявления, напомним, что именно религиозное сознание сочетается у так называемых «примитивных» народов с феноменальной остротой зрения. Бейтс приводит свидетельства о том, что эти люди при помощи своих ритуалов способны созерцать без телескопа самые отдаленные звезды. Причем этот феномен неизменно связан с изумительной памятью, приближающейся к божественному всеведению. Вывод, к которому приходит Бейтс, полностью совпадает с йогическим пониманием истинного видения: прекрасная память, равно как и прекрасное зрение, доступны дикарям благодаря безупречному спокойствию разума. То же самое мы находим в «Йога-сутрах» Патанджали: когда устраняются все читта-вритти – ментальные конструкции, тогда сознание очищается настолько, что человек способен узреть истину. Понятие «внутреннего видения» совершенно необходимо для объяснения «хорошего зрения», ибо второе базируется на первом. Разумеется, полное предание воле Господа (которое не следует путать с бездеятельностью), позволяет человеку быстрее всего избавиться от всех волнений, успокоить разум и обрести ясное видение реальности. Самоисследование, или свадхьья, - кратчайший путь к прозрению, не случайно приверженец этого метода Шри Рамана Махарши часто поражал своих преданных осведомленностью о событиях, происходящих в местах весьма отдаленных. Лишний раз напомним: важно не «хорошее зрение», а «хорошее видение», и если вам доступно второе, первое едва ли будет вас волновать.

Великий индийский поэт и святой Кабир долгое время оставался без гуру и мечтал стать учеником Рамананды, но боялся быть отверженным. Однажды он прилег на ступеньках спуска к Ганге, на берег которой учитель спускался для омовения каждое утро. Было еще темно, поэтому Рамананда не заметил спящего Кабира, а поставил ногу прямо ему на грудь. Почувствовав под ногой человеческой тело, учитель вскричал: «Рам! Рам!» - ибо что иное, кроме имени бога могло слететь с его уст? Кабир вскочил и возрадовался: «Наконец-то я нашел его!», - после чего пал в ноги Рамананде и произнес смиренно: «Учитель, вы посвятили меня в сокровенную мантру, и отныне я ваш ученик навеки!» Рамананда был потрясен искренностью Кабира, благодаря которой предначертанность этой встречи стала ему очевидной, поэтому принял его в ученики и передал все сокровенные знания. Так «слепота» учителя позволила ему найти достойного ученика, обладавшего ясным видением реальности.

Ишварапранидхана – лицезрение Бога

«Сэр, вы видели Бога?»
Свами Вивекананда

Ишварапранидхана означает полное предание себя Господу, и в индуистской традиции акту самоотречения предшествует «даршан» - непосредственное «видение» бога. Стремление Свами Вивекананды к истине было необычайно сильным уже в юности, поэтому он неизменно задавал всем «духовным» людям главный вопрос: «Сэр, вы видели Бога?» - но никогда не получал утвердительного ответа. Однажды он нанес визит лидеру религиозной общины, но услышал после долгого молчания лишь одно: «Друг мой, у тебя глаза йогина!» Наконец, он нашел то, что искал, при встрече с Рамакришной Парамахамсой, который спокойно подтвердил, что с богом можно встречаться и беседовать, совсем как люди общаются между собой. «Человек должен воочию видеть бога!» - так Свами Вивекананда понимал цель религии, вдохновленный примером своего учителя, который общался с богом так же запросто, как обычные смертные встречаются друг с другом. Вообще, даршан бога испокон веку считается в Индии венцом человеческого воплощения, после которого существование уже бессмысленно, ибо цель его исполнена. В «Рамаяне» встречаются непостижимые для нас сюжеты, когда Рама, воплощение бога в человеческом теле, встречал в лесу отшельников, которые едва завидев его, складывали погребальный костер и восторженно предавали свое тело сожжению, завершая тем самым тапас всей своей жизни. Как ни странно, они не пытались ни удержать его подле себя, ни даже побыть подле него подольше – увидев бога, они стремились слиться с богом. Однако проблема видения истинной реальности, то есть распознания бога, всегда стояла очень остро.

Вилвамангал был сыном брахмана, но так сильно любил юную танцовщицу, что даже в день посвящения поспешил закончить церемонию поскорее, чтобы успеть вернуться к ней на ночь. Конечно, она не ждала его в ту ночь и заперла дверь, а не достучавшись, в порыве страсти Вилвамангал разрушил стену и разбудил возлюбленную. Тогда она сказала: «О если бы с той же страстью стремился к Господу!» Словно пелена спала с глаз юноши, он пал в ноги танцовщице, принял ее как своего гуру и отправился на поиски бога. Но на дороге повстречалась ему девушка красоты необыкновенной, и страсть снова ослепила его до такой степени, что, стоило ей скрыться за дверью, как он начал требовать ее родителей вывести ее из дома, чтобы он мог любоваться ею. Наконец, измученный страстью, он схватил шип и выколол себе оба глаза, чтобы они больше не соблазняли его и не отвлекали от поисков бога...

Вскоре сам Кришна появился перед ним в образе пастушка и позвал сопровождать его во Вриндаван. Несчастный не узнал Господа, но тот велел ему держаться за палку, чтобы он мог вести его по дороге. Так дошли они до святой земли, и мальчик сказал: «Посмотри же на место моих детских игр!» Вилвамангал поначалу решил, что его поводырь шутит, но первое же прикосновение к руке мальчика привело к открытию его внутреннего видения, и перед его духовным взором предстала чудная картина земного рая. Залившись слезами блаженства, Вилвамангал произнес: «О Господи! После стольких страданий я обрел тебя!» Затем Кришна коснулся пальцами его глаз, и зрение моментально вернулось к нему, так что Валвамангал узрел прямо перед собой божественный лик и пал в ноги Господу, благодаря за даршан.

Нестерпимость для глаз сияния лика Господа вынуждала обычных людей создавать для смягчения восприятия образы бога – иконы или мандалы. Вот почему сама идея «видеть Бога» требовала от тех, кто не собирался немедленно покинуть этот мир, подготовить тело к тому, чтобы оно не было разрушено при контакте с божественной реальностью. Именно эта необходимость и заставляла подвижников веками развивать изощренные техники хатха-йоги, позволявшие трансформировать физическое тело. Да и из христианских преданий нам известно, что лишь святые встречали явление Господа стоя, а простые смертные падали ниц, закрыв глаза от нестерпимого потока света. Для того чтобы видеть Бога с открытыми глазами, недостаточно иметь обычные «здоровые» глаза, поэтому «йога для глаз» нужна не только ради восстановления плохого зрения, но и при стремлении к духовному развитию. Кошки прекрасно видят даже в полной темноте – и что с того? Продолжают неплохо ловить мышей... Вот почему, хотя большая часть книги будет посвящена упражнениям для глаз, предназначенным для улучшения зрения, не следует упускать из виду их глубинный смысл: человек должен не просто видеть, человек должен видеть Бога!

Глава 2.
Хатха-йога для «тленного ока»

Подготовка физических глаз к безупречному видению предполагает переход к йогическим упражнениям, не случайно д-р Агарвал вводит их в повседневный цикл «заботы о глазах». Для хорошего зрения важны соотношение расстояния до объекта со степенью расслабления мышц, а также правильное положение тела. Оба требования совпадают с условиями выполнения асан, которые по древнейшему определению должны выполняться как «легкие и удобные позы», какую бы степень сложности они не имели. Вообще, занятия йогой помогают привести в порядок всю систему, что несравненно эффективнее, чем пытаться восстановить зрение, не обращая внимание на общее состояние организма. Поэтому по возможности постарайтесь приобщиться к йоге в целом, руководствуясь другими источниками, - книгами и занятиями. Однако существуют особые группы асан, воздействие которых на область глаз оказывается преимущественным, и если вы «дико заняты», выполняйте хотя бы именно подобранные здесь упражнения. Помните, что для хорошего зрения важнее всего полное расслабление тела и разума, и точно такое же состояние необходимо, чтобы выполнять любые асаны и пранаямы. Даже правильный настрой на практику несказанно полезен для глаз, а умение длительно в нем находиться позволит вам сделать благотворное состояние устойчивым. Первая часть асаны – будет направлена на проработку непосредственно физического тела, а вторая – пранаямы – предназначена для налаживания работы пранического тела, которое служит энергетической основой для всех физиологических процессов, включая видение.

Асана – статика и динамика глаз

Каждая пора кожи должна стать глазом!
Б.К.С. Айенгар «Прояснение жизни»

Выполнение асан требует совершенства как в движении, так и в покое: для удержания позы с целью получения определенного эффекта нужно застыть в принятом положении на некоторое время, а для смены положений тела нужен навык подвижности и умение правильно менять позы. Оба требования – мастерство в статике и динамике – необходимы для восстановления хорошего зрения: ведь для обозрения отдельного предмета приходится замереть ненадолго, а для создания полной картины окружающего мира приходится то и дело поворачиваться в разные стороны. Кроме того, статика способствует центрации взгляда, а динамика улучшает кровоснабжение глаз. Очевидно, что при работе за компьютером и смотрении телевизора преобладает статика, и глазные мышцы серьезно страдают от недостатка движения, глаза перенапрягаются и в конечном счете возникает «синдром усталости», когда глаза сами по себе отказываются видеть. Тем не менее, именно тренированность глаз в статических положениях позволяет продлевать периоды умственного труда, что чрезвычайно важно для интеллектуалов, желающих оставаться таковыми.

На собственном опыте могу засвидетельствовать: если просидеть за компьютером восемь часов при обычных коротких перерывах на «отдых», положенных по «КЗОТу», то к концу рабочего дня при зрении «минус шесть» голова раскалывается от боли. Если же через каждые два часа выполнять недлинные серии асан, занимающие не более четверти часа (желательно разные), то картина будет совсем иная. Даже при «круглосуточной вахте», когда рабочее время составляет по двенадцать часов в день с перерывами лишь на сон, еду и йогу, никаких недомоганий не наблюдается вовсе! Организм работает как хорошо отлаженный механизм, а близорукость не прогрессирует годами. К сожалению, успешное проведение такой линии поведения гарантировано только тем, кто работает на домашнем компьютере, но, по счастью, работа «на результат» начинает преобладать и присутствие «на месте» требуется все реже.

Разумное сочетание статических асан и динамических переходов – наилучший выбор при создании личного комплекса упражнений для восстановления зрения без печального прогноза необходимости «сменить профессию». Если вам приходится подолгу читать и писать, а врачи настоятельно рекомендуют этого не делать, то хатха-йога – это, пожалуй, единственный способ совместить несовместимое. Практика йоги восполняет недостаток подвижности и в то же самое время тренирует глазные мышцы, чтобы они были способны выдерживать длительные периоды напряжения без изнеможения, ведущего к ослаблению. Здесь мы приведем разминочные упражнения и группу асан, воздействие которых особенно полезно для глаз, - «перевернуты» позы, а также широко распространенный комплекс Сурья-намаскар, в котором полезные воздействия хорошо сбалансированы, так что эффекты их суммируются.

Гибкость шеи – молодость глаз

Йоги считают, что гибкость позвоночника – молодость тела, соответственно, гибкость шейного отдела позвоночника – молодость глаз, ибо обновление составляющих их тканей напрямую зависит от кровообращения в голове. Даже движение самих глаз в данном отношении не столь существенно, ведь ради полного омовения глаз нужно «прокачать» всю голову. Упражнения для шеи относятся к простейшим, поэтому с них удобно начинать. При выполнении закройте и расслабьте глаза, чтобы они мягко «плавали» внутри головы, естественно смещаясь при наклонах и круговых вращениях. Никогда не делайте слишком резких движений, ибо они, наоборот, создают напряжение и приводят к временным блокировкам, а в результате, и к микротравмам, вроде лопнувших глазных сосудов и т.п. Все движения совершайте при полном сосредоточении внимания на вертикальной оси тела, относительно которого смещается центр головы. Не пытайтесь двигать самими глазами – полностью «отпустите» их, позвольте им расслабиться и самим находить «удобное» положение внутри головы при каждом повороте. При этом все тело должно сохранять неподвижность в положении стоя или сидя. При сильной усталости вы можете даже лечь на спину и мягко «катать» голову влево-вправо, полностью расслабив шею и как бы «утопив» глаза вовнутрь под их собственным весом. Разумеется, без подушки, иначе крове не сможет свободно приливать к голове, а будет застаиваться на уровне ступеньки в области шеи. Такое «катание» очень полезно перед самым сном. Упражнения же в положении сидя и стоя часто используют инструктора по йоге в качестве разминки перед выполнением собственно асан. А совмещение движений с дыханием позволяет подготовить тело к пранаяме, налаживая связи между телом и сознанием.

1. Закройте глаза, расслабьте шею и мягко вращайте головой пять-семь раз по часовой стрелке и столько же в обратном направлении. Перед началом каждого цикла делайте свободный вдох, затем задерживайте дыхание при движении, а по завершении полного круга медленно выдыхайте воздух.

2. Зафиксируйте вниманием продолжение вертикальной оси позвоночника, а затем совершайте относительно нее повороты головы влево и вправо, не смещая макушку с оси. Подбородок должен двигаться строго в горизинтальной плоскости, очеряивая плавную дугу. Здесь возможны две схемы дыхания: вдох при повороте, выдох при возврате в исходное положение; либо вдох при повороте в одну сторону, а выдох при повороте в другую сторону. Выбор варианта зависит от естественного ритма дыхания: выполнять следует тот, который кажется более естественным. Повторите 5-7 раз.

3. Со вдохом медленно наклоните голову, пока подбородок не прижмется к груди, а на выдохе плавно отведите голову назад, рапрокинув ее как можно дальше. Внимание! Как и при выполнении любых прогибов вперед-назад, следует сначала предельно растягивать шейный отдел позвоночника и только потом сгибать его, чтобы не было компрессии позвонков. Повторите 5-7 раз.

4. Последняя плоскость, в которой мы можем совершать движения головой – наклоны к правому и левому плечу.

Требования к дыханию и вытягиванию шеи здесь тем же самые, что и в предыдущем упражнении. Не старайтесь дотянуться ухом до плеча, тем более, не подтягивайте плечо к уху, ибо ваша цель состоит не в создании шейного зажима с той стороны, куда вы наклонили голову, а наоборот, снятие его с той стороны, где шея растягивается. Повторите 5-7 раз.

5. Дополнительное микродвижение – вытягивание головы за макушку вверх и мягкое «стягивание» шеи обратно. Имеет смысл выполнять его в качестве «энергетической помпы», прокачивающей вертикальный канал строго сверху вниз только при условии, что вы чувствуете движение энергии. Иначе оно бессмысленно.

Подготовка шеи – важное условие для выполнения многих более сложных асан, особенно скруток и перевернутых поз, при которых создается избыточное давление на шею. Предельные скручивания тела становятся возможны благодаря повороту глаз, позволяющему создать энергетический поток и «дотягивать» тело по спирали за взглядом. Не следует пренебрегать этими упражнениями даже при серьезных занятиях йогой. Разумеется, в свою очередь скрутки чрезвычайно полезны для глаз, ибо в них задействована не только шея, а весь позвоночник, но здесь мы не будем рассматривать их отдельно.

Самостоятельное движение глаз

Упражнения для глаз – единственный тип движений, который можно назвать асанами для самих глаз, тогда как во всех остальных положениях они выступают лишь частью тела и выполняют лишь часть асаны. Как мы увидим, состояние глаз и направление взгляда очень важно на протяжении всей практики, поэтому тренировка глаз также входит практически в любую «разминку» перед выполнением асан. Не случайно книга Свами Шивананды «Асаны йоги» предваряется вступлением Свами Карунананды, посвященному улучшению зрения. Следующие простые упражнения, приводимые им, позволили многим людям снова начать читать газеты без очков, ведь увеличительные стекла нужны лишь ослабленным глазам. Стоит же приступить к регулярной тренировке глаз, как всякая нужда в «костылях» скоро отпадает, и глаза начинают передвигать точку фокуса без посторонней помощи.

1. Сосредоточьте взгляд на удаленном объекте: при нормальном зрении – на горизонте, а при плохом зрении – на самом отдаленном предмете, который вы способны увидеть ясно и отчетливо. Затем, не перемещая взгляда, вытяните вперед руку и поднимите вверх указательный палец, чтобы закрыть им выбранный для созерцания объект. В результате вы будете продолжать видеть объект, но между «двумя» пальцами, изображения которых возникли оттого, что палец находится не в фокусе и виден каждым глазом по отдельности. Теперь переведите взгляд на палец, а затем обратно на удаленный предмет. Повторите 5-7 раз.

2. Пподолжение предыдущего упражнения: заслонив удаленный объект пальцем, сосредоточьте взгляд на кончике пальца и медленно приближайте его к точке в межбровье. Когда палец коснется лба, закройте глаза и удерживайте внимание в точке касания, пока не почувствуете легкре напряжение. Затем медленно выпрямляйте руку, удерживая взгляд на кончике пальца, пока он не закроет прежний объект. Переведите взгляд на объект и обратно 5-7 раз.

3. Повторите предыдущее упражнение, но приближайте кончик пальца, на котором сосредоточен взгляд, не к межбровью, а к кончику носа. Выполняя движение, старайтесь не моргать, ибо это упражнение является подготовкой к Тратаке, о которой речь пойдет ниже (в разделе о дхаране – сосредоточении).

4. Не поворачивая головы, уведите взгляд как можно дальше влево, затем вверх, затем направьте его по диагонали вправо и вниз, откуда по правой стороне вверх и по симметричной диагонали влево и вниз, а затем снова по левой стороне вверх, замкнув контур. Взгляд описывает фигуру, похожую на столько на символ бесконечности, сколько на лежащие на боку песочные часы. Данное упражнение тоже является подготовительным и пригодится нам впоследствии при выполнении пранаямы.

5. Совмещение круговых движений глазами с дыханием: вдох – движение взгяда по максимальной окружности, выдох – повторное движение глаз в том же направлении. Затем повторите вдох и выдох, описывая круги в противоположном направлении. Выполняйте вращение глазами как можно медленнее, полностью наполняя и опустошая легкие при каждом обороте.

6. Вы можете прослеживать взглядом любые замысловатые траектории, обрисовывая контуры существующих или воображаемых объектов, имеющих более сложные формы, нежели простые круги или восьмерки. Неожиданные повороты под самыми разными углами позволят вам укрепить взгляд намного лучше, чем постоянное прослеживание одних и тех же привычных траекторий.

Имейте в виду, что для укрепления глазных мышц наиболее полезны упражнения 2-3, при которых взгляд перемещается между удаленным и ближайшим объектом. Вы можете также добавить к этому циклу упражнения, приводимые Свами Сатьянандой Сарасвати в книге «Асана. Пранаяма. Мудра. Бандха» (переведена на русский язык), которые состоят в слежении за перемещением пальца вытянутой руки в различных направлениях: вправо-влево, вверх-вниз, по окружности. Рассмотрим подробнее три наиболее сложных упражнения из этого цикла, тогда как принцип в целом должен быть ясен без дополнительных пояснений.

1. Сядьте на коврик, вытянув вперед прямые ноги, и разведите прямые руки в стороны на уровне плеч под таким углом, чтобы поднятые вверх большие пальцы находились на самой периферии зрения. Не поворачивая головы, перемежайте взгляд в такой последовательности: большой палец правой руки, межбровье, большой палец левой руки, межбровье. Повторите несколько раз.

2. Следующее упражнение отличается от предыдущего только положением прямых рук на уровне плеч: одна рука направлена в сторону, а другая – вперед. Таким образом, взгляд перемещается под половинным углом. Повторите симметрично на другую сторону. Помните: голова

неподвижна, руки неподвижны, а перемещается полько взгляд.

3. В прежнем положении сидя вытяните прямые руки вперед, положив кулаки на колени и оттопырив вверх большие пальцы. Посмотрите на большой палец правой руки и, не сводя с него взгляда, поднимите руку вверх до такой высоты, чтобы палец еще оставался в поле зрения без подъема головы. Затем опустите руку на прежнее место, переведите взгляд на большой палец левой руки и повторите движение вверх-вниз.

Желательно выполнять упражнения на свежем воздухе при мягком вечернем или утреннем освещении. Подобные упражнения прекрасно известны окулистам с небольшими вариациями: так, д-р Агарвал в качестве точки сосредоточения взгляда вместо отведенного большого пальца предпочитает использовать зажатый в кулаке карандаш. Последовательность, предложенная им такова: вперед-назад, по окружности, по контуру «S», по контуру «Z», слева-направо. При этом он считает нужным поворачивать голову и даже все тело вслед за взглядом, а также постоянно мягко моргать. После каждого отдельного движения требуется делать «Свингинг» (см. ниже), то есть качание из стороны в сторону, а после завершения обязательно выполните пальминг. Для глаз он играет ту же роль, что и Шавасана для всего тела после практики асан: а именно, при закрывании глаз ладонями происходит собирание и сохранение энергии, выработанной глазами во время движения. Если вы проведете пальминг, то результат тренинга закрепится, а иначе эта энергия безвозвратно развеется в пространстве, ослабив ваши глаза.

Комплекс «Поклонение Солнцу»

Если следовать обычному построению практики, то после разминки или в качестве таковой чаще всего следует классический комплекс Сурья-намаскар, или «поклонение Солнцу». Такой порядок усложнения вполне логичен: эта короткая последовательность движений включает в действие все тело, но не представляет собой особой сложности. Для восстановления зрения данный комплекс имеет двойной смысл:

физический и символический. Поскольку он построен по принципу чередования наклонов и прогибов, то здесь усугубляется воздействие на весь позвоночник, включая шейный отдел, а также производится мягкая подготовка к освоению перевернутых асан. При совмещении комплекса с мантрами, обращенными к Солнцу – источнику света, дарующему возможность видеть этот мир, - происходит энергетическая подзарадка непосредственно от небесного светила, особенно если выполнять его на восходе. Это универсальный комплекс, у которого существует множество вариаций в разных школах йоги, но для цели улучшения зрения подобные отличия не слишком существенны. Д-р Агарвал приводит один из самых распространенных вариантов, принятый в шивананда-йоге, и мы последуем его примеру. Однако если вы встретите другие описания в книгах, не упускайте случая разнообразить свою практику, обогащая набор освоенных вами техник. Но всегда при выполнении комплекса внимание должно быть сосредоточено на «солнце» в межбровье, отражающем суть ритуального действия: поклоняться – значит, уподобляться!

1. Встаньте прямо, соединив стопы вместе, сложите ладони перед грудью и расслабьтесь. Дыхание нормальное.

2. Со вдохом поднимите прямые руки над головой, разведя ладони на ширину плеч, и мягко прогнитесь назад, растягивая все тело и руки по одной плавной дуге.

3. С выдохом наклонитесь вперед, складываясь пополам в тазобедренных суставах (ноги прямые, спина прямая), и поставьте ладони по обе стороны от стоп. Если вам не хватает гибкости, то возьмитесь руками за ноги там, докуда способны дотянуться и мягко подтягивайте тело к ногам, стараясь положить живот на бедра, а не пытаясь коснуться лбом коленей.

4. Со вдохом отставьте правую ногу назад настолько далеко, насколько возможно. Опираясь на ладони, прогнитесь по дуге от стопы задней ноги до макушки головы. Взгляд направлен предельно вверх, помогая заводить голову назад.

5. С выдохом приставьте левую ногу к правой, поднимите вверх таз и опустите голову к полу между прямыми

руками. Постарайтесь выставить позу так, чтобы она напоминала треугольник с вершинами в прижатых к полу пятках, основаниях ладоней и копчике. Задержитесь в этом положении на несколько дыхательных циклов. (Обратите особое внимание на эту позу – она может служить заменой стойки на голове, поскольку верхняя половина тела оказывается в перевернутом положении.)

6. С очередным выдохом опустите на пол сначала колени, затем грудную клетку, а затем подбородок. Не смещайте при этом ни ладони, ни стопы – они прочно прижаты к полу. Таз остается приподнят над полом, а взгляд направлен вверх – к Солнцу. Собственно, это и есть ключевая поза «поклонения», при выполнении которой можно, наоборот, опустить лоб на пол и закрыть глаза. Задержитесь в этом положении на несколько дыхательных циклов.

7. С очередным вдохом выпрямите руки, вытягивая все тело по дуге от пяток до макушки. Задержитесь в этом положении на несколько дыхательных циклов. После этой позы все движения повторяются в обратном порядке.

8. Повтор 5 (выдох).

9. Повтор 4 (вдох), но теперь вперед выводится правая нога.

10. Повтор 3 (выдох).

11. Повтор 2 (вдох).

12. Повтор 1 (выдох).

Обычно выполняют подряд 12 циклов Сурья-намаскара, а в качестве отдельной практики число повторов доводится до 108 при повторении мантры «Ом Сурьяя намаха». Душевный настрой и состояние сознания имеют огромное значение, ибо это по сути богослужение – поклонение богу Сурье, нетленному Оку Брахмы, обозревающему всю Вселенную. «Как вверху, так и внизу», - этот мистический закон работает и в йоге. В своем микрокосме вы создаете образ и подобие этого Ока: внимание сосредоточено в точке между бровями, а оттуда распространяется по всему телу, отслеживая малейшие внутренние ощущения. В идеале вы схватываете все тело одним «объемным» взором и удерживаете его в границах самосознания на протяжении всех движений.

Осознанность намного важнее внешней безупречности формы, и если даже такая простая последовательность поначалу покажется вам сложной, при желании вы можете чередовать всего два движения, выбрав положения 2-3 (прогиб назад и наклон вперед) или 5-7 (в таком случае промежуточная поза «смазывается», и во втором положении не следует опускать колени на пол). На основе Сурья-намаскара возможны разработки вариаций личного комплекса, но для этого вы должны не просто освоить отдельные асаны, а разобраться в принципах сочетания асан. Главное, чтобы любой из таких комплексов сохранял и развивал главную идею – раскрытие внутреннего видения.

Перевернутые позы как «панацея»

В йоге существует множество асан, которые условно относятся к нескольким группам по воздействию на тело: растяжки, скрутки, балансы и т.п. Но совершенно особый тип представляют собой так называемые «перевернутые позы», в которых ноги оказываются выше головы. Освоение именно этих асан важно для восстановления хорошего зрения, поскольку в них кровь приливает к голове необыкновенно мощным потоком, обогащая глаза кислородом и питательныит веществами. Однако будьте осторожны – не считайте перевернутые позы панацеей от всех глазных болезней. Так, при повышенном глазном давлении они строго противопоказаны, равно как и при любых физических повреждениях глаз. Даже при сильно ослабленном зрении нужно соблюдать умеренность в их выполнении, чтобы давление не оказалось чрезмерным. Кроме того, все они создают избыточное давление на шею, а добиться улучшения кровообращения можно и с помощью асан другого типа, напримср, «силовых» или «скрутках». Тем не менее все классические рекомендации специалистов по йога-терапии признают перевернутые позы, особенно стойку на голове, важнейшими для восстановления зрения. Вот почему мы ограничимся здесь рассмотрением только этой группы асан, хотя они должны быть встроены в некий комплекс, позволяюший равномерно проработать все тело, без акцентов на отдельные части и органы. Кроме того, мы опустим перевернутые асаны для продвинутых практикующих, такие как стойки на руках и предплечьях, а для начинающих предложим варианты замены даже основных асан.

Стойка на голове, или Ширшасана, - «королева» асан по признанию йогов, ибо перенаправляет все потоки в обратную сторону, позволяя сублимировать сексуальную энергию и накапливать преобразованную тонкую энергию (оджас) в центре головы. Таким образом, глаза получают не только материальную, но и энергетическую подпитку. Интересно, что в разных стилях приняты различные способы постановки головы, отчего зависит также и воздействие позы на глаза. В шивананда-йоге точкой опоры выступает граница лба и волосяного покрова, при этом давление приходится в большей мере на лоб, а шея оказывается несколько изогнутой. В айенгар-йоге считают такую постановку неправильной, поскольку давление на лоб блокирует «третий глаз» и активизирует фронтальный мозг, что мешает расслаблению, а изгиб шеи создает блок, который препятствует крови и энергии опускаться в голову. Правильным считается устанавливать голову строго на макушку, но не на «родничок», что может быть очень опасно. Доводы айенгаровцев представляются разумными и при терапевтических целях практики, сводящихся к улучшению зрения. Конечно, давление на глаза будет избыточным, если вес тела будет приходиться на лоб, и вы можете применять этот способ скорее для тренировки здоровых глаз, нежели для укрепления ослабленных. Единственный арнумент в пользу такого варианта – проще удерживать равновесие, однако и он не выдерживает критики: равновесие удерживается за счет усилия рук, на которые должен приходиться почти весь вес тела, а макушка в идеале лишь касается пола, что позволяет сохранить в целости и шею, и глаза, не лишив их в то же время благоприятного воздействия перевернутого положения тела.

Ширшасана. Сядьте на колени на коврик, сплетите пальцы в замок и положите руки перед коленями так, чтобы они образовывали правильный треугольник: расстояние между локтями равно длине предплечья. Установите макушку головы между ладонями, выпрямите ноги и постепенно подходите стопами к голове настолько близко, насколько позволяет гибкость. Наконец, перенесите вес тела на руки и плавно поднимите вверх прямые ноги, если у вас достаточно развит брюшной пресс. В противном случае согните ноги в коленях и сначала подтяните их к тазу, а затем, убедившить в устойчивость тела, медленно выпрямите обе ноги вверх. Не рекомендуется выпрямлять ноги по одной, ибо это нарушает симметричность позы, а значит, и равновесие. В стойке на голове ни в коем случае не пытайтесь поправлять положение точки опоры, рискуя свернуть себе шею: если вы почувствуете смещение от правильного положения, то выйдите из позы, установите макушку заново и снова выполните асану. В период удержания позы помните: руки все время отталкиваются от пола, снимая нагрузку с шеи. Если у вас недостаточно сильные плечи, то выполнять стойку на голове рано!

Что же делать, если стойка на голове оказывается запредельной даже при выполнении ее возле стены? Как мы уже отмечали в комплексе Сурья-намаскар, подобный эффект дает положение 5, которое называется Адхо-мукха-шванасана, или «собака мордой вниз». Напомним, что тело представляет в этой асане треугольник, так что стопы и ладони стоят на полу на значительном расстоянии, а копчик оказывается вершиной, от которой отходят две прямые стороны. Точно так же, хотя еще слабее, действуют и наклоны вниз из положения стоя: Падахастасана (ноги вместе) и Прасарита-падоттанасана (ноги широко расставлены в стороны). Преимущество этих поз состоит в том, что нет никакого риска повредить шею, а недостаток — в слабости воздействия, ведь их следует назвать «полу-перевернутыми»: наклон вниз осуществляется от пояса, поэтому и приток крови не столь сильный. При подобной замене вам придется удсрживать позу гораздо дольше, чтобы получить желаемый эффект. Сюда же можно добавить Шашакасану (заячьи уши): встаньте на колени, поставьте голову перед коленями на пол и поднимите таз как можно выше вверх. Другой компромисный вариант — подъем ног выше головы, которая остается на уровне тела. Такова, например, Шалабхасана, или «саранча»: лежа на животе и вытянув руки вдоль тела для опоры, поднять прямые ноги вверх. И, наконец, самый щадящий вариант: лечь на спину, подтянуть таз вплотную к стене и поднять прямые ноги на стену, при желании подложив под таз валик, чтобы приподнять нижнюю часть тела.

Павана-муктасана. *Вы можете ограничиться комплексом «Очищающий огонь освобождения», в котором эффект «переворачивания» очень слабый. Лягте на спину, вытянув ноги и положив прямые руки вплотную к телу. Согните одну ногу в колене, подтяните его к груди руками, плотно прижмите бедро к животу. Со вдохом приподнимите голову так, чтобы коснуться лбом колена, и задержите дыхание как можно дольше, оставаясь в этом положении, а затем с выдохом опустите на пол сначала голову, а потом и ногу. Повторите то же самое с другой ногой. И, наконец, повторите упражнение с подтягиванием обеих ног. Данная серия движений рекомендуется Свами Шиванандой при любых глазных болезнях, ибо она прекрасно очищает кишечник, а о зависимости глаз от состояния органов пищеварения, особенно печени, мы уже упоминали выше.*

Теперь перейдем к другому типу перевернутых асан – с опорой на плечи, которые по своему терапевтическому воздействию немногим уступают стойке на голове, зато гораздо проще в выполнении и доступнее при дополнительных проблемах со здоровьем. К ним относятся хорошо известные многим из вас позы: Сарвангасана (свеча) и Халасана (плуг), а также Випарита-карани-мудра (символ перевернутого действия). Во всех этих позах присутствует давление на шею, хотя и не столь сильное, ибо вес тела приходится в большей мере на плечи, а не локти. Но самое важное – это естественное возникновение так называемого «шейного замка» - Джаландхара-мудры, которую мы будем осваивать отдельно, когда дойдем до Пратьяхары. Суть его в том, что подбородок плотно прижимается к груди, перекрывая утечки энергии со стороны горла, тогда как поступление энергии по каналам внутри шейного отдела позвоночника продолжается беспрепятственно. Именно этим все асаны с опорой на плечи отличаются от стойки на голове. Вот почему они гораздо лучше подходят для йога-терапии, тогда как Ширшасана относится скорее к тренировочной практике. Для улучшения зрения лучше использовать стойки на плечах, а для развития видения – стойку на голове. Эти асаны проще всего выполнять вместе в приведенной ниже последовательности.

Халасана. Лягте на спину, поднимите прямые ноги вверх до прямого угла, а затем поднимите туловище и заведите ноги за голову, пока пальца не коснутся пола. Вы можете помогать себе руками, поддерживая спину или создавая усилие давлением прямых рук в пол. В окончательном положении есть два варианта: либо вы беретесь руками за стопы, замыкая контур асаны, либо сцепляете пальцы рук в замок, оставляя их на полу за спиной. В любом случае тело должно быть строго вертикальным, а весь вес — приходиться на плечи. Если пальцы ног не дотягиваются до пола от недостатка гибкости в поясничном отделе, не пытайтесь согнуть еще больше шею, а подложите что-нибудь под стопы либо упритесь ими в стену на нужном вам уровне высоты. Если же у вас прекрасная гибкость, вы можете усугубить эту асану, перейдя в Карна-пидасану: после касания пальцами ног пола согните ноги так, чтобы зажать голову между коленями, а голени плотно прижать к полу. Но даже в этом положении вес тела не должен переваливаться на шею, поэтому добросовестно оцените свою гибкость, и если ее недостаточно, откажитесь от экспериментов.

Сарвангасана. Находясь в Халасане, подставьте ладони под лопатки, уперевшись локтями в пол на расстоянии плеч. Плавно поднимите вверх прямые ноги — желательно вместе, но можно и по отдельности. Постарайтесь вытянуть все тело от плеч до пяток вверх, причем тянуться лучше именно пятками, а не носками, как иногда советуют, ибо так намного проще добиться прямой линии тела. Шея должна быть замкнута, но не зажата, а вес тела по-прежнему оставаться на плечах. Буквально название асаны означает «поза для всех членов тела», т.е. считается, что при выполнении этой асаны задействованы все части тела, а значит, каждая из них получает свою пользу. В этой асане есть немало вариантов для продвинутых практикующих со сменой положения рук: положить прямые руки на пол, сцепив пальцы в замок, либо поднять прямые руки вверх, прижав к бокам и удерживая равновесие только с опорой на плечи. Кроме того, вы можете разводить ноги в стороны, либо поочередно опускать одну прямую ногу на пол, добавляя к асане растяжку. Все динамические вариации способствуют усилению кровообращения.

Випарита-карани-мудра. *Находясь в Сарвангасане, сместите точку опоры спины на ладони от уровня лопаток до уровня поясницы. В итоге, таз покоится на основаниях ладоней, пальцы рук обращены в стороны или назад (в разных стилях хатха-йоги), а предплечья перпендикулярны полу и прямые ноги служат продолжением этой прямой линии вверх. Таким образом, в районе живота образуется дополнительная «ступенька», замедляющая приток крови к голове, хотя в этой позе шея достаточно открыта для его беспрепятственного доступа к глазам. Считается, что эта поза способствует обращению хода времени и общему омоложению организма.*

Выход из последней позы может быть простым – путем плавного опускания спины на пол, а может послужить переходом к следующей асане – посредством опускания стоп на пол и выпрямления ног. Тогда вы окажетесь в «мосте» с опорой поясницы на ладони. Но если вы чувствуете себя достаточно комфортно в Випарита-карани-мудре, то рекамендуется удердивать ее как можно дольше, а при желании усилить воздействие – добавить динамические вариации. Простейшее движение, которое можно совершать в этой асане – отводить прямые ноги от себя до тех пор, пока они не образуют с теломодну прямую линию, а после возврата в вертикальное положение – притягивать прямые ноги к телу под тем же углом. Амплитуда такого маятника может быть и меньшей, если у вас слабые брюшные мышцы. Гораздо важнее для «прокачки» тела совмещать эти движения с дыханием: вдох – от себя, выдох – к себе. Насколько эта техника эффективна, вы почувствуете сами очень скоро, причем непосредственно глазами, к которым хлынут мощные потоки крови и энергии. После такого форсированного воздействия, разумеется, необходимо общее расслабление.

Обратите внимание: *при выходе из всех перевернутых поз следует задержаться в одной из лежачих поз на расслабление, которая наиболее органична, а не сразу принимать нормальное вертикальное положение.*

Расслабление: от глаз – и до глаз

Чувствовать – значит видеть,
а видеть – значит чувствовать.
Б. К. С. Айенгар «Прояснение жизни»

Напомним, что между расслаблением тела и хорошим зрением, согласно Бейтсу, существует прямая связь, причем зависимость эта обоюдная, как утверждают йоги. Состояние всего тела зависит от степени напряженности глаз, и велией учитель йоги Айенгар прекрасно раскрывает механизм этой связи. Напряжение глаз незамедлительно сказывается на состоянии мозга, ведь глаза тесно связаны с ним, вслед за тем в голове возникает хаос из спутанных мыслей, отчего самопостижение становится невозможным. Глаза – зеркало ума, и если вы сбиты с толку, ваш взгляд теряет направленность, начинает бегать туда-сюда, вы часто моргаете или щуритесь, пряча глаза от окружающих. Практика йоги, включая выполнение асан, предназначена для самосозерцания и постижения Самости. Если глаза напряжены, то асаны выполняются не столько телом, сколько умом, т.е. вместо расслабления и наблюдения за собой вы начинаете прикладывать усилия вогнать тело в совершенную позу, присутствующую в воображении. Ошибка здесь та же самая, что и при усилии видеть, как отмечал Бейтс: здоровый глаз не напрягается в усилии рассмотреть что-то, а пассивно воспринимает явленное. Практика асан позволяет связать видение с чувствованием тела, развивая внутреннее видение, когда взгляд обращен вовнутрь, хотя глаза остаются открытыми и восприимчивыми. Конечно, связь расслабления глаз с безупречным владением телом проще всего заметить при освоении асан, предназначенных специально для расслабления в положении лежа, когда глаза закрыты и взгляд полностью обращен внутрь тела.

Шавасана. Лежа на спине отведите ноги и руки от центральной оси примерно на 45^0, открыв подмышки. Самое главное — проследить за выпрямлением позвоночника, для чего можно сделать дополнительные телодвижения. Нижний изгиб убирается, если вы сгибаете ноги в коленях, поставив стопы возле таза, приподнимаетесь на локтях и, упираясь ими в пол, вытягиваете поясничный отдел позвоночника и прижимаете его к полу, а затем поочередно выпрямляете ноги под указанным углом. Далее нужно опуститься на спину и, для того чтобы убрать верхний изгиб, взяться за затылок руками, потянув голову вверх, а затем постепенно прижать к полу шейный отдел позвоночника. И, наконец, нужно скрестить руки, обхватить ими плечи и распластать по полу грудной отдел позвоночника, после чего развести руки под тем же углом. Глаза закрыты, дыхание естественное. Внимание равномерно распределено по телу, одновременно создавая и воспринимая изнутри состояние полнейшего расслабления.

Йога-нидра — «йогический сон». *Обычно проводится в* Шавасане *и предназначается для глубинного расслабления в течение 10–20 минут, которое достигается путем сканирования всех частей тела в определенном порядке, чаще всего от стоп до макушки головы.* Йога-нидра *означает «психический сон» — это состояние бессонного сна, когда вы находитесь на границе между сном и бодрствованием. В данном состоянии тело и ум совершенно расслаблены, а сознание остается активным. Посредством практики* Йога-нидры *физическая усталость полностью снимается, она дает отдых не только телу, но и уму. Нужно проверить положение тела, чтобы в нем не происходило никаких движений, сознательных или бессознательных. Вы должны сохранять бдительность, приказав себе оставаться в состоянии бодрствования. Расслабление — самый важный фактор: тело спит, ум отдыхает, а сознание действует.*

Установка на расслабление присутствует при выполнении любой асаны, поэтому завершающая *Шавасана* лишь закрепляет данное состояние. К релаксационным *асанам* относится не только *Шавасана* — поза «трупа» (на спине), но и *Макарасана* — поза «крокодила» (на животе), а также *Дарникасана* — поза «младенца» (в положении сидя). Довольно удобно выбирать соответствующую релаксационную *асану* в зависимости от того, после какой основной *асаны* вам необходимо расслабиться. Кроме того, в качестве асан для расслабления можно выделить позы в положении сидя, - так называемые «медитативные» асаны. При правильном выполнении они позволяют полностью расслабить верхнюю часть тела, сохраняя собранное и устойчивое основание в нижней части тела. Подобные положения годятся не только для медитации, но и для любой интеллектуальной работы, например, чтения. Если вы считаете нужным смотреть видео, то совмещайте это сомнительное по своей важности занятие хотя бы с привыканием к позе лотоса (но не с ее освоением, которое требует полного внимания). А если вы работаете дома – на телефоне или за компьютером, никто не мешает вам оборудовать рабочее место так, чтобы вы могли менять в процессе различные сидячие асаны. Если же подобные проекты кажутся совсем утопичными (хотя я, например, читаю чаще всего в Бхадрасане), вы можете приучать тело к правильному положению во время практики, чтобы оно после удерживало его «по привычке». Особенно важны здесь прямая спина, расслабленные и опущенные плечи, вытягивание позвоночника вверх, чтобы голова была словно подвешена за макушку.

Асаны со скрещенными ногами усложняются в таком порядке: *Сукхасана, Сиддхасана, Ардха-падмасана, Падмасана*. Чтобы определить для себя наиболее подходящую *асану*, попробуйте принимать их именно в данной последовательности. Не пытайтесь сразу сесть в лотос, для чего можно использовать подготовительные упражнения. Основное условие нахождения в лотосе — раскрытие бедер, которое происходит постепенно при направленной работе. Если бедра удается развернуть, а стопу обратить подошвой вверх, то при сгибании ноги не оказывается давление на колено, ибо в таком случае сгиб происходит изначально в нужной плоскости и стопа укладывается на противоположное бедро. Но поскольку нужно не просто принять лотос, а пребывать в нем, лучше делать это, когда нахождение в предыдущих позициях уже не представляет никакой сложности. Даже если вы в состоянии принять позу лотоса, лучше не форсировать ее выполнение пока тело еще не разработано: вы рискуете получить микротравму в коленах, которая скажется впоследствии. Имеет смысл заново проверять свои возможности в каждой из *асан* в приведенном порядке, ибо по мере практики граница «удобства» будет сдвигаться все дальше по направлению к *Падмасане*. Очевидно, в *Сукхасану* (по-турецки) может сесть каждый, особенно если воспользоваться подушкой, чтобы таз оказался несколько выше стоп. При наличии серьезных проблем с позвоночником, не позволяющих сидеть на полу с прямой спиной, следует обратиться к специальной литературе и опытному инструктору.

Техника освоения Падмасаны. Повторите все асаны, *постепенно раскрывающие бедра, в указанной выше последовательности, проделав в каждой из них по 3–5 скруток в каждую сторону, что займет всего несколько минут, но предохранит от дальнейших осложнений. Скручивание может быть более или менее глубоким: после полного вытягивания спины вверх одна рука кладется на противоположное колено, а другая заводится за спину и упирается в пол либо охватывает из-за спины противоположное бедро. Голова всегда следует за поворотом плеч: сначала скручивается спинной отдел позвоночника, а затем шейный, и в таком же порядке происходит раскручивание. Когда вы доходите до предельной на данный момент* асаны, *которую нетрудно принять, но трудно долго удерживать, нужно вернуться к предыдущей* асане *для длительной работы. Например, если вы способны ненадолго сесть в лотос и без напряжения сделать несколько скручиваний, то работать нужно все-таки в полулотосе.*

Как всегда, если вы не в состоянии что-то выполнить, значит, вы просто можете сделать что-то другое. Простейшая замена асан со скрещенными ногами – Бхадрасана: в положении сидя сомкните стопы и подтяните их вплотную к промежности, разведя колени как можно шире в стороны. В идеале колени должны опуститься на пол, но не в этом суть. Самое главное, что энергетические каналы ног замыкаются путем соединения стоп, и энергия не рассеивается из нижней части тела, а перенаправляется вверх – к глазам. Конечно, при этом не происходит такого жесткого замыкания области промежности, как в Падмасане, но зато удерживать такое положение, особенно сидя спиной к стене, можно воистину часами. Другой вариант замены - *Вирасана*: сначала вы просто садитесь на колени, опустив таз на пятки (такова Ваджрасана), а затем пробуете сесть между пяток, отведя руками икроножные мышцы в стороны. Если это затруднительно, нужно подложить что-нибудь под ягодицы и с каждым разом постепенно уменьшать высоту опоры. В целом довести до совершенства данный вариант обычно проще, чем позы со скрещенными ногами, и в нем легче удерживать выпрямленную спину. Как бы там ни было, привычка к выравниванию тела по вертикали с опорой на горизонтальное основание сохранится у вас даже при сидении на стуле. И в таком случае все требования врачей к правильной позе при чтении и работе за компьютером будут выполняться сами собой, ибо они в точности совпадают с требованиями йогов к совершенной позе для медитации.

Пранаяма – «дыхание глазами»

Дыхание служит мостом между телом и разумом, причем, как известно, тело дышит всей поверхностью кожи, и для глаз приток свежего воздуха тоже чрезвычайно важен. Пранаяма – это искусство управления дыханием, которое позволяет сонастраивать сознательные и бессознательные процессы в теле. С помощью пранаямы можно оказывать на глаза очень мягкое, но проникновенное воздействие, не столько преображая их физиологически, сколько подстраивая функционально. Пранаяма позволяет сменить режим видения изнутри, хотя эта смена и продиктована внешними обстоятельствами. Как отмечает Айенгар, вы не можете заглянуть внутрь разума своими глазами. Если при выполнении асан преобладало именно созерцание, позволяющее обозревать тело снаружи и изнутри, то во время пранаямы важнее слушать вибрации разума, а видение должно быть сонастроено со слухом. Вот почему при занятиях пранаямой глаза чаще всего рекомендуется закрывать: глаза дышат в соответствии с общим ритмом, в котором пульсирует все тело. Различные дыхательные техники подходят для того, чтобы «пробудить» глаза поутру, поддерживать в активном состоянии в течение дня и расслабить вечером перед сном. Мы приведем примерную схему, как можно поддерживать видение в нужном режиме в разное время суток, когда глазам приходится «дышать» ускоренно или замедленно в зависимости от обилия впечатлений и условий восприятия.

Капалабхати для раннего утра

Поутру бывает трудно «продрать» глаза, и даже промывание холодной водой не всегда помогает. Капалабхати – это интенсивное энергетическое «промывание черепа» изнутри, захватывающее также глазницы. Дыхание в быстром ритме позволяет быстро включить зрение и осознание, чтобы приступить к повседневной деятельности. После такой «прокачки» вы не будете «досыпать» в транспорте, натыкаться на прохожих, опаздывая в итоге на работу и пробираясь к своему месту, искоса виновато поглядывая на сослуживцев. Вы не забудете дома ни одной нужной вещи, ибо с самого раннего утра ваш взгляд будет схватывать все вокруг с поразительной точностью. Однако не перестарайтесь: с непривычки после капалабхати может подскочить давление, так что глаза начнет «ломить» от поднимающегося снизу вверх потока энергии. Для «страховки» после каждого цикла пранаямы встаньте прямо, закройте глаза и прижмите подбородок к груди, не наклоняя голову вниз. Тогда «горловой замок» несколько смягчит «энергетический всплеск», и до глаз он докатится уже мягкой волной. Я сама каждое утро начинаю именно с Капалабхати и считаю эту технику «социально незаменимой», когда нужно моментально включиться в деловую активность, сразу все видеть и понимать.

Техника выполнения. *В положении стоя, прочно упершись руками в колени полусогнутых ног, вы резко выдыхаете животом через нос, а потом отпускаете мышцы и позволяете произойти естественному вдоху. Выдохи повторяются в быстром темпе в течение* *периода, пока вы чувствуете себя комфортно. Затем делается пауза, после которой начинается новый период, и так несколько раз. В некоторых школах техника, приведенная нами как Капалабхати, называется Бхастрикой. После освоения Капалабхати вы можете перейти к выполнению настоящей Бхастрики, когда усиленно делается не только выдох, но и вдох, к тому же дыхание сопровождается быстрым движением рук. В положении сидя или стоя сожмите пальцы в кулаки, согните руки в локтях так, чтобы кулаки оказались на уровне плеч. Со вдохом резко выпрямите руки вверх, растопырив пальцы, а с выдохом подтяните руки к плечам, снова сжав кулаки. Также повторите несколько циклов произвольной длины, ориентируясь на внутренние ощущения.*

Ситкари для знойного полдня

В Индии, как известно, очень жарко, поэтому не удивительно, что среди дыхательных техник многие направлены на охлаждение организма и, прежде всего, головы. В умеренном климате это не столь актуально, однако «перегрев» можно понимать и как перевозбуждение нервной системы, связанное с напряжением или раздражением глаз. Охлаждение головы всегда приносит общее успокоение, а охлаждение глаз гораздо эффективнее, когда оно проводится изнутри, а не снаружи. С этой целью хорошо проводить очищение джала-нети холодной водой, которая протекает через носоглотку, остужая глазные нервы. Однако необходимость в такой процедуре чаще возникает в разгар рабочего дня, когда пить воду носом не слишком удобно, а вот «пить охлажденный воздух» намного проще. Конечно, для выполнения пранаямы тоже нужны определенные условия, но на это и существует обеденный перерыв, который вы можете посвятить самовосстановлению. Но ни в коем случае не пытайтесь заниматься пранаямой в прокуренном помещении, в котором даже просто находиться весьма неполезно для ваших глаз, равно как и пыльная улица – не место для выполнения дыхательных упражнений. Если у вас нет «комнаты для отдыха», постарайтесь найти пустой холл или тихий дворик, где ваши глаза могут отдохнуть от мелькания лиц и яркого света ламп. Мы приведем простейшие техники для охлажления глаз изнутри, хотя в действительности их немало. Кроме того, обе они избавляют от голода и жажды, так что не бойтесь посвятить пранаяме часть обеденного перерыва.

Техника выполнения. В положении сидя приоткройте рот, поднеся кончик языка к образовавшемуся отверстию и втяните воздух со слабым звуком «С-С-С-С-С», отчего по языку внутрь головы заструится прохлада. Сомкните губы и задержите дыхание, пока охлаждение не достигнет глаз, а затем медленно выдохните через нос. Повторите нужное вам число раз, чтобы получить желаемый эффект. Поскольку вдох осуществляется через рот, разумеется, воздух в помещении должен быть достаточно чистым, иначе лучше воздержаться от выполнения этой пранаямы. Если на вас никто не смотрит, вы можете перейти к выполнению Ситали, которая отличается только тем, что язык свертывается трубочкой и слегка высовывается промеж округленных губ. Тогда при втягивании воздуха сквозь образованное отверстие охлаждение языка оказывается более интенсивным.

Сурья-бхедана для ясного дня

Если исключить пики солнечной и деловой активности, то в течение дня нам нужно ровное рабочее состояние - собранность мыслей и ясность взгляда. Для того чтобы поддерживать подобное состояние, можно периодически выполнять пранаяму, которая активизирует в теле канал «солнечной» энергии, питающей также и глаза. Этот канал – Пингала проходит с правой стороны от позвоночника, начинаясь в области копчика и завершаясь в области носа. Симметрично ему вдоль левой стороны проходит «лунный» канал – Ида, который имеет смысл включать в действие перед сном и обычным отдыхом, а также для успокоения при избыточном возбуждении. Энергия, проходящая по срединному каналу – Сушумне, уравновешена и создает идеальное состояние для медитации, но оно редко подходит для рабочей обстановки даже в интеллектуальной среде. Именно «солнечная» энергия должна преобладать, когда вам нужно много говорить, встречаться с людьми, работать за компьютером. Поскольку Пингала проходит по всему телу, энергия равномерно распределяется по всему организму, поддерживая системы в тонусе. Речь идет не о пиковом напряжении, а о постоянном умеренном рабочем состоянии, поэтому пранаяму можно проводить по пять минут по необходимости в течение дня прямо на рабочем месте. Разумеется, пребывание на высоком уровне активности потребует от вас сменить режим вечером, иначе вы рискуете «перегреться». Если ваши глаза начали утомляться от напряжения совсем рано вы можете применить охлаждающие техники, приведенные выше, либо намеренно перевести энергию в «лунный» канал, а перед сном обязательно проделать нади-шодхану, чтобы вернуть тело в уравновешнное состояни и расслабить глаза.

Техника выполнения. *В положении сидя на стуле, лучше в одной из медитативных поз, проверьте, чтобы ваш позвоночник был выпрямлен, а голова держалась ровно. Зажмите левую ноздрю и следайте медленный вдох через правую, мысленно проводя воздух по правой стороне позвоночника до самого копчика. Затем прижмите подбородок к груди, сделав горловой замок, и задержите дыхание, сохраняя концентрацию в нижней части тела. Когда вы почувствуете тенденцию к обратному движению энергии, зажмите правую ноздрю и сделайте такой же медленный выдох, проводя внимание по левой стороне позвоночника снизу вверх. Итак, вы повторяете все время: вдох – справа, выдох – влево. Соответственно, если вам нужно активировать «лунный» канал, то вы делаете все наоборот: вдох – слева, выдох – вправо. Если вы окружены людьми и не в состоянии зажимать ноздри, достаточно использовать любую минутную паузу, чтобы проделать пранаяму с помощью одного лишь мысленного сосредоточения.*

Омкара для глубоких сумерек

Техника пения «Ом» относится к мантра-йоге, хотя частично здесь присутствует управление дыханием, поэтому один из моих индийских учителей хатха-йоги органично включал ее в вечерний цикл пранаямы. Вы можете считать ее «факультативной», в некотором роде больше пригодной для получения удовольствия, хотя воздействие ее очень благотворно для глаз. Дело в том, что здесь выдох совмещен со звучаним, которое представляет собой гармонизирующую вибрацию. Эта волна энергии, с постепенным изменением частоты звука, медленно проводится снизу вверх – от солнечного сплетения до центра головы. Таким образом, на завершающем этапе вся энергия в наиболее утонченном и очищенном состоянии концентрируется в области глаз, излучаясь оттуда в окружающее пространство и создавая вокруг головы мощный защитный экран. Пение лучше всего проводить в комнате с мягким освещением, в кругу семьи или среди друзей либо в полном одиночестве. Если ваши близкие захотят принять в этом участие, то эффект будет намного сильнее, создавая поле чистого света не только вокруг вас, но и во всем доме. К тому же вам будет проще расслабиться и закрыть глаза, когда не нужно наблюдать за тем, что делают остальные. При желании вы можете намеренно направлять энергию к глазам или в межбровье, накопливая ее в «третьем глазе». Эта энергия видения пригодится вам на следующий день, когда глазам снова придется много работать.

Техника выполнения. *Сидя в медитативной позе, проверьте, чтобы ваш позвоночник был выпрямлен, а голова держалась ровно. Закройте глаза и сосредоточьте внимание в центре груди, где находится сердечная чакра. Сделайте глубокий вдох и на одном долгом выдохе пропойте «А-У-М», смещая при этом внимание от сердца к глазам так, чтобы звук «А» раздавался в груди, звук «У» - в горле, а звук «М» (уже при сомкнутых губах, наподобие внутреннего эха) – в межбровье. Подождите, пока звучание внутри тела замрет, сделайте несколько обычных вдохов-выдохов, а затем повторите пение Аум. Продолжительность такой мантра-пранаямы может быть различной, в зависимости от вашего состояния. Главное, чтобы вы почувствовали свои глаза восстановившимися после трудового дня и могли посвятить вечер любимым занятиям, на которые будете смотреть уже не изможденно, а с радостью.*

Нади-шодхана для темной ночи

Наконец, перед самым сном имеет смысл провести пранаяму, которая позволит вам выровнять состояние сознание и тела, чтобы сон был глубоким и спокойным. Для этой цели хорошо подходит Нади-шодхана (очищение каналов), которой также можно заканчивать практику асан перед расслаблением в Шавасане и проведением Йога-нидры (йогического сна). Конечно, вы можете воспользоваться и активизацией «лунного» канала, если вам трудно заснуть, но все же лучше привести себя в уравновешенное состояние с помощью Нади-шодханы. Примечательно, что именно в данную технику удобно встроить мягкое движение глазами с выписыванием «восьмерки», что позволит снять все напряжение глазных мышц, и ваши глаза действительно будут полноценно отдыхать ночью. Оценить эффект пранаямы вы сможете очень быстро по изменению характера снов: скорее всего вы просто перестанете их видеть, ибо сон станет гораздо глубже, нежели ранее. Движение глазами следует выполнять не как упражнение, а как массаж, т.е. без специального усилия, а мягко смещая глаза под веками, скругляя углы и не задерживаясь в крайних точках. Это движение должно приносить чувство облегчения и освобождения пространства внутри головы для беспрепятственного вращения глаз, а совмещение его с ритмом дыхания скоро позволит вам и вовсе производить перемещение взгляда не столько с помощью мышц, сколько путем перенаправления энергетического потока. Постепенно у вас возникнет ощущение, что глаза словно плавают на волнах вдоха и выдоха.

Техника выполнения. *Сидя в медитативной позе, проверьте, чтобы ваш позвоночник был выпрямлен, а голова держалась ровно. Суть* Нади-шодханы *сводится к тому, что вы вдыхаете через одну ноздрю, а выдыхаете через другую, а затем наоборот, попеременно зажимая ноздри пальцами. Причем дышать следует как можно медленнее, постепенно растягивая дыхательный цикл, и обязательно сохранять равную длительность вдоха и выдоха с каждой стороны. Схема полного цикла выглядит так: вдох слева, выдох вправо, вдох справа, выдох влево. Подключая к дыханию движение закрытых глаз, на вдохе слева вы направляете взгляд влево вверх, при выдохе вправо переводите взгляд по диагонали вправо вниз, а затем повторяете симметрично: на вдохе справа* *направляете взгляд вправо вверх, при выдохе влево переводите взгляд по диагонали влево вниз, замыкая контур взгляда вместе с завершением дыхательного цикла. Логика движения проста: взгляд всегда направлен в сторону открытой ноздри, при этом вдох требует взгляда вверх, а выдох — вниз. Дыхание помогает смотреть, а видение помогает дышать.*

Обратите внимание, что пранаяму следует проводить в положении сидя, и если вы сильно устали, то все же воздержитесь от дыхательных упражнений в положении лежа. Вы можете заранее приготовиться ко сну, оставить включенным лишь ночник возле изголовья, и сесть на кровати, прислонившись спиной к стене (не холодной!). Когда пранаяма естественным образом начнет переходить в засыпание, вам останется лишь выключить ночник и «сползти» в постель.

Глава 3.
Наведение «резкости взора»

Стремясь способствовать развитию видения вместе с улучшение зрения, мы несколько иначе объединим ступени практики, чем в «Йога-сутрах» Патанджали. Пратьяхара, или отвлечение чувств от объектов и обращение их к центру чувствования, по сути относится еще к внешним методам. В помощь йогу, который подобен на этой стадии черепахе, втягивающей конечности и голову под панцирь, служат особые техники – мудры и бандхи, позволяющие замкнуть внутреннее пространство. Дхарана, или концентрация, относится уже к внутреней работе, и йоги даже называют последние три ступени, которые отличаются лишь длительностью и необратимостью сосредоточения, одним словом «самьяма». Но вот что интересно: пратьяхара помогает нам смотреть или не смотреть на внешний мир по собственной воле, учит управлять наблюдением из самого центра видения, а не просто отражать все подряд, тогда как дхарана придает направленному взгляду потрясающую точность. Иными словами, если мы способны отвлечь глаза от объекта, который с трудом способны разглядеть, то при верном направлении взгляда на него мы также можем рассмотреть его в деталях, ясно и отчетливо. Повторим: дело не в том, куда смотреть, а в том, как видеть. Вот почему эти две ступени, представляющие собой движение взгляда к центру и из центра, вполне разумно объединить, чтобы добиться развития навыков правильного созерцания. То же самое касается и других чувств, ибо центр всех чувств один и тот же – манас (разум), вот почему чувства способны «замещать» друг друга: вспомните о слепых музыкантах и поэтах. Центр всех чувств и есть «шестое чувство» - манас, истинный центр всякого чувствования, включая видение. Если вы смотрите «из центра», то вы видите безукоризненно.

Пратьяхара – к «центру видения»

Зачем глазам пратьяхара? Послушаем мудрые наставления современных учителей йоги. Свами Венкатешананда, ученик Свами Шивананды, приводит обычное пояснение этого термина: «отвлечение органов чувств от объектов и обращение внимания вовнутрь», а затем справедливо возмущается: «Что все это значит? Когда глаза открыты, они видят! И что вы теперь будете делать, чтобы отвлечь зрение от смотрения? Вы не сможете заставить глаза не видеть!» Тем не менее пратьяхара не так сложна, как кажется, а нередко она происходит самым естественным путем. Например, вы заслушались музыкой и просто «в упор не видите» подошедшего друга, хотя он находится прямо перед вашими глазами, - такова пратьяхара: есть зрение, но нет видения. Глаза наделены способностью видеть, но все дело в уме, который смотрит с помощью глаз, чтобы постоянно выносить суждения: это «прекрасно» или «ужасно». Когда видение становится чистым и безоценочным, без привнесения смысла, не существующего в реальности, глаза не распознают «добро» и «зло», «красивое» и «уродливое». Когда различие между восприятием ума и видением исчезает, и они начинают гармонично действовать вместе, это и есть пратьяхара. На самом деле, вы не в состоянии практиковать пратьяхару, но вы вполне способны провести, например, следующий опыт, приводимый Свами Венкатешанандой по принципу доказательства «от противного».

Упражнение. Посмотрите на подушку и решите, нравится вам, как она выглядит, или же нет. Позвольте всем мыслям, теснящимся в уме, проявиться в связи с взглядом на подушку. Теперь вы ясно понимаете, что в процесс смотрения вплетается процесс суждения. В результате, что-то из внешнего окружения принимается вами к рассмотрению, а что-то отбрасывается. При подобной разборчивости тратится огромное количество энергии. Вот почему йоги делают все наоборот и предпочитают смотреть на вещи, даже не задумываясь, что это за вещи. Если вы способны смотреть на подушку и не позволять слову «подушка» возникать в вашем уме, ваше внимание не прилепляется к тому, что находится перед вашими глазами, а обращено на идею «подушки», возникающую в памяти. В таком случае внимание полностью сосредоточено на том, что происходит внутри сознания, и вам уже не до того, чтобы рассматривать саму подушку. Погрузившись во внутренний процесс, вы можетена несколько мгновений забыть о том, что вы смотрите на подушку. Таково состояние пратьяхары.

Допустим, премудрость Свами Венкатешананды совсем сбила вас с толку, и вам не удается провести философское различие между подушкой и идеей подушки. По счастью, другой учитель йоги Б.К.С. Айенгар был не столь образован и объяснял все намного проще, предлагая нам с вами прогуляться и полюбоваться закатом. Вы поймете, как трудно быть безучастным наблюдателем, проделав совсем простое действие. Попробуйте отправиться на прогулку и при этом ничего не комментировать, ни о чем не судить, даже не вспоминать названий предметов, которые попадаются вам по пути. Стоит вам завидеть машину, как моментально слова «роскошная», «дорогая», «новая» запрыгают в вашем уме. Даже если вы отправитесь за город, вы не сможете удержаться от восклицаний «Прелестно!» или «Какая красота!» Точно так же вы не сможете остановить попытки определять цветы вокруг вас: «ромашка», «колокольчик». Это безостановочная тяга «давать имена» показывает, насколько мы стремимся выйти из самих себя навстречу вещам! Мы вовсе не восприимчивы и даже не вежливы... Мы не позволяем закату приблизиться к нам, не встречает его мягким и гостеприимным взглядом. Наш взгляд меток и цепок, как если бы вся жизнь была безостановочной куплей-продажей. Парадоксально, но факт, стремление йогов взять под контроль свои чувства придает красоту жизни. Способность попридержать чувства и приглушить шум ума восстанавливает свежесть и новизну мира, на который мы снова начинаем смотреть широко распахнутым детским взглядом, способным вместить все непознанное.

Всего лишь «обман зрения»...

Как известно, йоги считают окружающий мир майей – реальной нереальностью, или игрой ума, или же просто иллюзией. Все, на что мы смотрим, в действительности не существует, а то, что обладает подлинным бытием, мы никогда не видим. Дело здесь не в несовершенстве глаз, а в неразвитости ума. Интересно, что современные светила медицины тоже приписывают все случаи «обмана зрения» неверному мышлению. Так, д-р Бейтс посвящает целую главу, чтобы описать всевозможные виды иллюзий, возникающих как при плохом, так и при хорошем зрении. При тщательном исследовании оказывается, что обманчивое впечатление глаза могут получать в отношении цвета предстоящего объекта, размера, формы и местоположения. Кроме того, объекты могут двоиться, менять цветовую гамму, исчезать из поля зрения и даже, наоборот, появляться там, где их нет и не может быть. Иными словами, получается, что человек способен увидеть едва ли не все, что угодно, - а значит, правы йоги: мир иллюзорен. Но совпадает ли научное заключение с йогическим о причинах подобных явлений? На удивление, они абсолютно тождественны. Сам д-р Бейтс признает, что все иллюзии, возникающие при плохом зрении, происходят из-за напряжения ума, когда человек чем-то встревожен. Причем, нетрудно показать, что каждый тип стресса вызывает вполне определенные иллюзии, т.е. между характером напряжения и конкретным обманом зрения сузествеут прямая связь. Более того, все иллюзии вполне нормального зрения, а таковых тоже немало, зависят от нарушения центральной фиксации! Среди распространенных явлений подобного сорта – движение предметов в противоположную сторону при быстром повороте головы, «слепое пятно» на месте солнца после долгого смотрения прямо на него и т.п. При этом иллюзии бывают двух видов: либо впечатление в мозгу совпадает с картиной на сетчатке глаза, но не соответствует реальному факту, либо наоборот, впечатление соотвествует реальному факту, но не совпадает с картиной на сетчатке глаза. Самым «забавным» д-р Бейтс считает движение предметов навстречу движению головы, и об этом мы поговорим ниже, а пока отметим, что находиться в заблуждении – нормальное человеческое состояние.

Как-то в полдень поэт Тируваллувар позвал жену и велел принести лампу, пояснив: «О Васуки! Я решил заштопать прореху на одежде, но не могу вдеть нитку в иголку, ибо совсем не вижу ушко!» Васуки не сказала мужу: «Опомнись, день на дворе! Зачем тебе лампа, если ты и так все прекрасно видишь?», - а послушно исполнила его просьбу. Ученик поэта-мудреца был восхищен безупречным поведением его жены и получил прекрасный урок, что даже семьянин может жить в состоянии безоценочного наблюдения реальности... Дорогой читатель, такие жены как на троне восседают в сердце своих мужей. Ведь что сказала бы глупая жена, если муж повел бы себя подобно мудрецу древности? «Мой муж совсем ослеп! Ему нужна лампа при свете солнца!», - и в семье начался бы раздор.

Как смотреть «сквозь пальцы»

Задача пратьяхары - оторвать взгляд от объекта, к которому он прилепился, - облегчается при использовании самого «забавного», по Бейтсу, обмана зрения. Стоит начать перемещать взгляд, как сами объекты начинают двигаться в противоположную сторону. Мы редко это замечаем, поскольку глаз и объект подобны пассажирам встречных поездов, которые не в состоянии решить, чей поезд тронулся. Однако это становится очевидным, когда присутствует какая-то промежуточная неподвижная «платформа» между ними. Вот почему полезно иногда смотреть на вещи и события «сквозь пальцы» - сразу становится понятно, что это не они движутся, а мы сами движемся мимо них. В наиболее чистом виде иллюзию движения легче всего отследить при перемещении взгляда вверх-вниз и влево-вправо, что д-р Бейтс называет по английски «шифтинг» и «свингинг», используя эти слова как устойчивые термины. Когда человек с хорошим (!) зрением смотрит на таблицу окулиста, ему часто начинает казаться, что буквы пульсируют или движутся, а иногда возникает впечатление, что смещается целая строка. Все подобные явления – результат «шифтинга» и «свингинга». Когда вы смотрите чуть выше буквы, то сама буква оказывается ниже линии видения, поэтому начинает как бы смещаться вниз. Когда вы смотрите чуть левее буквы, то сама буква оказывается правее линии видения, поэтому начинает как бы смещаться вправо. Но нет худа без добра, и окулисты на основе этого феномена разработали множество упражнений, позволяющих нам, в йогических терминах, «подвизаться в пратьяхаре». Мы приведем всего два из них в изложении д-ра Агарвала: упражнение на «шифтинг» для упрочения концентрации и на «свингинг» для достижения отрешенности и расслабления.

«Шифтинг». *Для того чтобы проделать серию упражнений под названием «Два О» возьмите альбомный лист, поверните его вертикально и нарисуйте простую картинку: две горизонтальных черты (параллельно, посредине листа и в самом низу) и по окружности над каждой из них (верхняя вдвое больше нижней). Посмотрите на белизну внутри большого «О» и обратите внимание, что она кажется ярче белизны всего остального листа, а малое «О» на периферии взгляда кажется чернее, чем контур в фокусе взгляда. При этом вы можете мягко моргать. Закройте глаза, представляя «О», а затем откройте их и снова посмотрите на букву. Повторите пять раз, чтобы упрочить центральную фиксацию взгляда, привлекая энергию к зрачку. Теперь посмотрите на верхнюю букву, потом сместите взгляд к нижней букве, а затем снова верните взгляд к верхней букве. Повторите несколько раз, и вы заметите, что обе буквы и черта между ними движутся в сторону, противоположную движению взгляда. Теперь посмотрите сначала чуть выше большой буквы, а затем чуть ниже нее. Повторив несколько раз, обратите внимание, что буква «скачет» вверх-вниз. Затем повторите то же самое с маленькой буквой. В результате ваше видение должно стать отчетливее и увереннее, ибо вы понимаете, что оно зависит от вас, а не от объекта.*

«Свингинг». *Для этого упражнения понадобится смастерить некое приспособление – ширму размером с альбомный лист: возьмите пустую рамку и несколько полос картона одинаковой ширины, а затем наклейте из на раму вертикально на расстоянии ширины полосы. В результате у вас получится нечто вроде забора, где «доски» и пустоты одинаковой ширины. Теперь поместите ширму перед самым лицом и начните покачиваться вправо-влево, глядя на панораму за ширмой*

сквозь «решетку». Не позволяйте взгляду прилепляться к полосам, а всегда смотрите вдаль, но не на конкретный объект, а просто вперед. Тогда вся панорама перед вашим взором будет смещаться влево-вправо, всякий раз в сторону, обратную качанию вашего тела. Спустя десять минут прекратите качание и закройте глаза, продолжая представлять движение ширмы. Это упражнение прекрасно помогает расслабить глаза и отвлечь их от всего внешнего, оно незаменимо при занятиях с глазами, когда важнее сосредоточить внимание на них самих.

Массаж «поверхности взгляда»

Как утверждают йоги, при занятиях йогой, а точнее, при выполнении асан, положение тела нужно «видеть» кожей, т.е. чувствовать форму тела изнутри – из самого центра души. Как всегда, все мистические заявления имеют под собой некое более или менее материалистическое основание. В данном случае обратим внимание на то, что между состоянием кожи и зрением действительно есть отпределенная связь, и массаж часто рекомендуется как одно из средств для улучшения зрения. Кроме того, что видение вообще – часть чувствования, и общее состояние организма не может не сказаться на здоровье глаз, существует также и энергетический фактор. В китайской медицине принята теория, согласно которой все органы находятся в связи друг с другом не только физиологически, но и через систему тонких каналов. На этом основании была разработана акупунктура, где разные точки кожи оказываются «выходами» на поверхность тела этих глубинных каналов, поэтому воздействие на один конец отражается на другом конце. Иными словами, мы массируем большие пальцы ног, а воздействие передается по каналу к глазам и т.п. В индийской медицине тоже существует подобная концепция: сеть каналов (нади) и точек на поверхности тела (мармы), просто эта система менее известна, пожтому даже индийские окулисты рекомендуют применять акупунктуру. Мы последуем их примеру, но обратим внимание на йогический смысл точечного массажа: при воздействии на кожу вся поверхность тела оказывается границей взгляда, и прикосновение отправляет сигналы к глазам от самой кожи. Таким образом, массаж оказывает собействие практике пратьяхары, удерживая видение в пределах тела, не позволяя ему «рассеиваться».

Массаж глаз. Особенно полезен непосредственный массаж глаз для улучшения кровообращения в них, и его можно проводить в любое время суток при закрытых глазах. Сначала установите указательные пальцы посередине бровей и совершайте мягкие круговые движения. Затем сместите пальцы на веки и продолжайте совершать те же круговые движения, но совсем мягко. Не переусердствуйте – достаточно проделать всего 5-7 кругов, но медленно и прочувствованно. Такой массаж способствует расслаблению глаз и улучшает зрение, его можно повторять несколько раз в день независимо от времени суток.

Акупунктура. При плохом зрении или усталости глаз вы можете надавливать на различные точки лица в течение 2-3 минут, повторяя массаж несколько раз в день. Предпочтительнее соблюдать следующий порядок: виски, внешние концы бровей, внутренние концы бровей, точка в межбровье, точки посередине под глазами, кончик носа, точки под краями крыльев носа, точка под носом, уголки губ, точки под ушами. Некоторые точки имеют особое значение при лечении глазных болезней: так, давление на виски полезно при катаракте, давление на брови – при глаукоме, давление под глазами – при «мушках» в глазах, а давление под ушами – при ослабленном зрении. Очевидно, что если вы проводите массаж всех точек, то эффект будет наилучшим для лечения и профилактики всех возможных заболеваний.

Шанмукти-мудра – печать на глаза

Как мы уже упоминали, для того чтобы «запечатать» отверстия органов чувств (включая глаза), через которые рассеивается энергия, йоги используют специальные техники – мудры и бандхи, или «печати» и «замки». Все они предполагают некие физические действия, движения и позы, но смысл их преимущественно энергетический. Возможно, вам знакомы отдельные мудры, выполняемые только пальцами рук. Простейший пример – джняна-мудра - когда вы соединяете кончики большого и указательного пальцев, так что они образуют кольцо. Однако среди мудр немало таких, которые больше похожи на асаны, т.е. выполняются всем телом (вспомните перевернутую позу под названием Випарита-карани-мудра) или, по крайней мере, не одними руками. Для упрочения в пратьяхаре, предполагающей отвлечение чувств от объектов и обращение их вовнутрь, лучше всего подходит Шанмукти-мудра. В этой мудре все «отверстия головы», как называют йоги органы восприятия, в буквальном смысле зажимаются польцами, так что ни звук, ни свет, ни запах, ни привкус не могут проникнуть внутрь тела и потревожить спокойствие ума. Удерживать мудру следует подолгу, иначе воздействие полной изоляции и необыкновенной тишины не успеет проявиться в сознании. Кроме того, давление пальцами приходится непосредственно на акупунктурные точки, полезные для глаз, или очень близко к ним. Вот почему данное упражнение можно считать логическим продолжением массажа, приведенного выше.

Техника выполнения. Примите любую медитативную позу в положении сидя, желательно Падмасану (лотос), в которой идеально «запечатаны» все нижние энергетические «ответстия». Закройте глаза, поднесите руки к лицу и установите поочередно пальцы на предназначенных для них местах. Сначала замкните большими пальцами отверстия ушей (мягко прижав ушной отросток, а не вводя пальца внутрь), а затем распраделите остальные четыре пальца симметрично на двух вертикальных линиях на лице. Указательные пальцы установите на центры закрытых глаз, средние – у начала крыльев носа, оставив исбольшой проход для воздуха, безымянные – чуть выше уголков губ, а мизинцы – чуть ниже уголков губ. Таким образом нижние два пальца замыкают отверстие рта. Давление всех пальцев должно быть равномерным, но не сильным. Важнее всего ощущение полной отрезанности от внешних сигналов, способность не реагировать ни на что извне.

Маха-бандха: «ключ» от трех замков

Теперь перейдем к бандхам, или «замкам», которых тоже было известно немало с древнейших времен. Под названием Маха-

73

бандха, или «большой замок», в разных руководствах по хатха-йоге приводятся различные техники. Здесь мы приведем классическое описание, по которому следует соелинить в одном действии три наиболее важных «замка» - нижний (корневой), средний (брюшной) и верхний (горловой), которые соответственно называются Мула-бандха, Уддияна-бандха и Джаландхара-бандха. Не следует пугаться новых названий, ибо по мере практики асан и пранаям мы уже подготовились к их выполнению, а частично и включали их в занятия естественным образом, просто не употребляя термины. Иными словами, все это мы уже делали по частям, а теперь осталось вспомнить полученные навыки и свести их воедино. Зачем это нужно вообще, и как это способствует улучшению зрения? Очень просто: мы уже знакомы с мнением йогов о том, что необходимо поднять вверх энергию из нижних центров, очистить и преобразовать ее, чтобы накапливать в голове для усиления осознания. Эта сублимированная энергия называется оджасом, а скапливается она в Аджне – чакре «третьего глаза». Вот мы и получаем дополнительный источник энергии для наших глаз, выполняя все три бандхи одновременно, так что каждая из них отвечает за определенный участок того пути, по которому энергия движется снизу вверх. Когда мы выполняем все три замка сразу, мы закрываем глаза, так что «ключом», отмыкающим внутреннее пространство и снова позволяющим использовать энергию для взаимодейстия с внешним миром, оказывается не что иное, как взгляд. Пока мы держим глаза закрытыми, мы в состоянии удерживать вниманием замкнутый контур тела, но стоит нам открыть глаза, как граница внешнего и внутреннего миров размыкается. Только йоги, совершенные в пратьяхаре, способны удерживать Маха-бандху в несколько «смягченном» виде во время повседневной активности, сохраняя слегка напряженные мышцы и сосредоточение.

Техника выполнения. *Примите медитативную позу в положении сидя или встаньте, уперевшись ладонями в колени подсогнутых ног, как мы делали при выполнении пранаямы Капалабхати. Как бы в продолжение этой техники сделайте усиленный выдох животом, присев при этом глубже, и задержите дыхание,* *предельно втянув живот на выдохе – это Уддияна-бандха. Одновременно с этим прижмите подбородок к горловой ямке, как это происходило само собой при выполнении Сарвангасаны (свечи), - это Джаландхара-бандха. Одновременно с этим напрягите мышцы промежности, подтягивая вверх анус и половые органы, замыкая нижнюю часть тела, - это Мула-бандха. В действительности, вы почувствуете, что достаточно втянуть живот на вдохе, выполняя средний замок, как два крайних замка установятся почти сами собой, ибо это вполне естественные движения. Сохраняйте это положение с закрытыми глазами как можно дольше, а затем мягко снимите замки. Для этого откройте глаза, сделайте легкое движение к до-выдоху и плавно вдохните, выпрямляя тело в положении стоя или сидя.*

Каждая бандха, как мы отмечали, выполняет свою задачу. Мула-бандха удерживает внизу сексуальную энергию, а важность воздержания для хорошего зрения нам уде известна из принципа брахмачарьи. Уддияна-бандха мощным толчком направляет эту энергию вверх, вплоть до самых глаз, обогащая их притоком новой силы. А Джаландхара-бандха закрывает выход энергии из горла и самих глаз, сохраняя заряд силы, пока он не будет усвоен и удержан внутри головы – в «третьем глазу». При выполнении Маха-бандхи все три действия совершаются одновременно, поэтому результат оказывается наиболее ощутимым. Кроме того, это упражнение способствует интеграции всего тела, а значит глаза обретают лучшую связь с действиями остальных органов, которые нуждаются для своей работы в сигналах мозга, зависящих от полученной с помощью глаз информации. В итоге, мы научились центрировать взгляд в самом его основании, и теперь ничто не мешает нам перейти к освоению правильной центрации взгляда на внешнем объекте.

Дхарана – точечная концентрация

Господь Кришна устроил соревнование лучников, и только Арджуна оказался безупречным стрелком. Тогда Кришна начал по очереди спрашивать каждого, что именно он видел, и все описывали некую панораму, открывающуюся их взору, а Арджуна ответил: «Господи! Я не видел ничего, кроме цели!» (История из «Махабхараты»)

Дхарана означает «концентрация», причем на данной ступени подразумевается моментальное сосредоточение, наподобие «прицеливания» при стрельбе из лука по мишени. При увеличении продолжительности это будет уже дхьяна (медитация), а при достижении совершенства – самадхи (полное погружение в Самость), но обе высшие стадии начинаются с дхараны, и без ее освоения никакая медитация невозможна. Разумеется, йоги заинтересованы прежде всего в концентрации сознания, а зоркость для них – побочное следствие, хотя многие йоги поражают остротой своего зрения. Объясняется это просто: по авторитетному утверждению д-ра Бейтса центральная фиксация взгляда невозможна без ментального контроля и по сути предполагает центральную фиксацию ума. А все разнообразие симптомов любых отклонений зрения от нормы, будь то органических или функциональных нарушений, означает только одно – утрачена центральная фиксация взгляда. Как поясняет д-р Бейтс клетки сетчатки глаза наделены разной степенью чувствительности, причем наиболее высокой восприимчивостью обладает совсем небольшое пятно в самом центре. В результате, только объект, изображение которого попадает прямо на этот участок, отображается с изумительной точностью, тогда как все остальное остается несколько расплывчатым. При хорошем зрении чувствительность центра значительно превышает чувствительность всей сетчатки, а при плохом зрении она понижается настолько, что перестает отличаться от состояния остальных клеток.

В одном из самых тяжелых случаев, рассказывает д-р Бейтс, пациентка была практически полностью слепа: она не видела предметы прямо перед глазами, хотя была способна разглядеть какие-то очертания боковым зрением. Иными словами, центральная фиксация была утрачена совершенно. Пациентка обследовалась в Европе, и врачи пришли к выводу, что причиной слепоты было нарушение функции оптического нерва в мозгу. Тот факт, что при помощи упражнений на расслабление ее зрение было восстановлено почти до нормального, свидетельствует, что бедственное состояние глаз было следствием всего лишь ментального стресса.

Таким образом, мы получаем медицинское подтверждение необходимости расслабления для достижения безупречной концентрации, для чего йоги и вводят столько установок, ведущих к полной отрешенности от любых внешних воздействий. При чрезмерном напряжении глаза тратят слишком много энергии на восприятие окружающего мира, поэтому в целях облегчения организм стремится перейти на «экономный режим», т.е. по-просту видеть поменьше всего беспокоящего. Человек, утративший точность взгляда, всегда выглядит изрядно утомленным и напряженным. Среди других симптомов потерянной центральной фиксации можно назвать покраснение глазных белков, морщинистость кожи вокруг глаз, темные круги под глазами, нервное моргание век, бегающий взгляд и т.п. В действительности расфокусировка взгляда – результат стресса и может быть излечена любым методом расслабления. Особенно это касается близорукости (миопии), ибо именно потеря центральной фиксации служит основной причиной неспособности видеть отдаленные предметы. Предел видимости устанавливается в прямой зависимости от способности к концентрации – сначала сознания, а затем взгляда. Превосходное зрение дикарей обязано их способности быть поглощенным одним увиденным объектом, а эту способность «удивляться» непросто сохранить современному человеку.

Дришти, или «Назад, к асанам!»

Дришти буквально означает «увиденное», т.е. объект, на котором сосредоточен взгляд, а в йоге этот слово используют как термин для обозначения особых точек для направления взгляда при выполнении каждой асаны. Мы уже освоили асаны и пранаямы, но в практике всегда должна присутствовать так называемая *тристхана* - «три места», т. е. три объекта внимания или действия: положение тела, процесс дыхания и направление взгляда. Все они важны также и для «йоги прозрения», ибо охватывают три уровня очищения: физическое тело, нервную систему и сознание и выполняются в соединении друг с другом. *Асаны* очищают тело, придают силу и гибкость, а дыхание - устойчивость, когда длина вдоха равна длине выдоха, ибо такое дыхание уравновешивает нервную систему. Что эе касается места, куда направлен взгляд во время нахождения в *асане*, то выделяется девять *дришти*: межбровье, кончик носа, пупок, большой палец, руки, ноги, а также взгляд может быть направлен вверх, вправо или влево. При выполнении *асан*, когда внимание сосредоточено на дыхании и *дришти*, погружение в состояние концентрации прокладывает путь к *дхаране* и *дхьяне*. Таким образом, *дришти* очищает и делает устойчивым осознание. В качестве объектов сосредоточения внимания, т.е. направления внутреннего взора, могут выступать чакры. Существует немало асан, безупречное выполнение которых предполагает сосредоточение на Аджне, оказывая совокупное влияние как на физические глаза посредством позы, так и на развитие внутреннего видения путем накопления энергии в «третьем глазу». Поэтому предлагаем вам вернуться к асанам и «посмотреть на них новыми глазами» - следить в каждой позе, верно ли нацелен ваш взгляд.

При выполнении комплекса Сурья-намаскар взгляд должен «дотянивать» за собой физическое тело: при всех прогибах, где голова идет вверх, взгляд должен быть направлен через точку в межбровье вверх; а при всех наклонах, где голова идет вниз, взгляд должен быть направлен через кончик носа вниз. При этом внимание должно сканировать все туловище от головы до промежности: при прогибах - снизу вверх, а при наклонах – сверху вниз. Что же касается перевернутых поз, то в стойке на голове точка концентрации внимания – Сахасрара, или макушка головы, а во всех стойках на плечах – Вишуддха, или ямка в основании горла. Соответственно, и взгляд в первом случае смещен к межбровью, а во втором – к кончику носа. Наконец, во всех сидячих «медитативных» асанах, таких как поза лотоса, внимание центрировано на Аджне, а взгляд направлен прямо или тоже к межбровью.

Секрет равновесия – во взгляде

Теперь давайте обратим внимание на очень интересный феномен взаимной зависимости чувства равновесия и сосредоточения взгляда. Вспомним канатаходца под куполом цирка: он не озирается по сторонам, он не смотрит мимо каната на представление, происходящее внизу, а смотрит прямо перед собой, совмещая в одном взгляде стопу и канат, а все его тело направлено вперед – к точке крепления каната на стене. Точно так же при выполнении балансировочных асан секрет равновесия заключается в фиксации взглядом избранной неподвижной точки. Причем, чем ниже эта точка, тем проще удерживать равновесие. Так, если вы выбрали точку опоры для взгляда прямо перед собой на полу, то шансов удержать позу длительное время у вас много больше, чем если вы смотрите на стену поближе к потолку. Но в любом случае, стоит вам отвлечься и сместить взгляд или хотя бы подумать о чем-то «побочном», на что сразу переводится внутренний взор, как вы сразу зашатаетесь. Если вы быстро соберете внимание и вернете взгляд на прежнее место, то скорее всего положение тела выровняется, а иначе вы почти сразу упадете или просто выйдете из асаны в обычное положение стоя. Отсюда очевидна сложность выполнения балансировочных поз с закрытыми глазами: та же самая асана становится на порядок сложнее, если вам не за что «зацепиться» взглядом. Все это показывает, что правы были древние философы, считавшие взгляд некой полуматериальной субстанцией, состоящей из неких излучений вещества от видимого предмета. Как бы там ни было, взгляд представляет собой реальную опору для всего тела, в чем нетрудно убедиться, проделав несколько простых балансировочных асан, которые в свою очередь помогут вам развить способность к центральной фиксации взгляда, а значит, и улучшить зрение.

Натараджасана. Кроме известных нам перевернутых поз (особенно стойки на голове) к балансировочные асаны выполняются в положении стоя или сидя. Сначала попробуйте выполнить Натараджасану: встаньте прямо, согните одну ногу в колене, захватите щиколотку одноименной рукой снаружи, а затем слегка наклоняясь вперед одновременно отводите ногу назад, удерживая ее рукой. В пределе у вас получится всем известная поза «лука», только не на животе, а с опорой на одну ногу: а именно, тело и нога вместе составляют плавную дугу, а рука натянута горизонтально, подобно тетиве лука, соединяя плечо со щиколоткой. Теперь попробуйте поработать со взглядом: посмотрите на пол перед собой, затем направьте взгляд прямо вперед, затем переведите взор как можно выше на потолок, а затем закройте глаза и сведите их к межбровью. Повторите то же самое с опорой на другую ногу (все асимметричные асаны обязательно должны выполняться на обе стороны).

***Убхая-падангуштасана.** Теперь сядьте на пол и выполните балансировочную позу на копчике: согните ноги в коленях, подтяните к себе обе стопы, ухватитесь за большие пальцы ног и выпрямите ноги в воздухе, удерживая их прямыми руками. Все ваше тело образует перевернутый треугольник с вершиной внизу (копчик) и основанием вверху (руки), а все три стороны должны быть совершенно прямыми (спина, ноги, руки). Теперь снова поработайте со взглядом: посмотрите вниз на область промежности, затем переведите взгляд на руки перед собой, затем посмотрите вверх. И, наконец, попробуйте плавно отвести голову назад, глядя как можно дальше назад, а затем закройте в этом положении глаза и предельно расслабьтесь. Вернув голову в нормальное положение, вы можете попробовать развести ноги в стороны, сохраняя неподвижную фиксацию взгляда прямо перед собой. Согните ноги, сложите их в любую медитативную позу и расслабьтесь с закрытыми глазами, сосредоточившись в межбровье, чтобы закрепить результат.*

Тратака: смотреть «безотрывно»

Мы сознательно отложили выполнение этого упражнения до освоения концентрации, хотя в действительности могли бы привести его еще в разделе «Шауча», где речь шла об очищении глаз. Дело в том, что Тратака - сосредоточение взгляда до появления очистительных слез – один из методов классической шат-кармы, или шести очистительных процедур, принятых в хатха-йоге. Существуют бесчисленные вариации тратаки – на воде и иных объектах, которые приводят, например, Шри Йогендра в книге «Личная гигиена йога» и Рамамурти Мишра в книге «Основания йоги», но мы не будем усложнять процесс созерцания людям с плохим зрением. Для нас важно, что тратака представляет собой очищение именно глаз посредством концентрации взгляда на предмете, находящемся близко или далеко. Желательно, чтобы этот предмет был очень маленьким, при этом глаза нужно нормально открыть, но не моргать, и так смотреть, пока не потекут слезы, вымывающие все вредные вещества из глаз. Чаще всего в качестве объекта сосредоточения используют пламя свечи. Интересно, что кармологи приводят это упражнение как идеально подходящее для тренировки мысли, ибо самый действенный инструмент для воздействия на судьбу — мыслеобразы. Для того чтобы обрести способность менять судьбу, мысль должна быть острой и сосредоточенной, поэтому прежде чем приступать непосредственно к воздействию на обстоятельства, следует отточить свою мысль и свой взгляд. Кроме того, огонь обладает свойством нейтрализовать отрицательную энергию, и *тратака* очищает энергию глаз от накопившегося негатива. Однако подобная тренировка хороша скорее для развития силы здоровых глаз. Поскольку требование не моргать может вызвать сильное напряжение, далеко не полезное для ослабленных глаз, мы приведем здесь терапевтический вариант, не доводящий глаза до слез.

***Техника выполнения.** Д-р Агарвал рекомендует проводить это упражнение в тихом месте, сидя в медитативной позе и основательно расслабив тело, но если вы не способны принять какую-либо асану, можно сидеть на стуле, обязательно с прямым позвоночником. Для тратаки нужно использовать либо лампу, в которую наливают очищенное перетопленное жидкое масло, либо свечу. Расстояние от объекта до глаз зависит от вашего зрения, но оно должно быть в пределах 40–50 см. Смотрите неотрывно на синюю верхушку пламени, позволяя себе мягко моргать. Затем закройте глаза и представьте пламя свечи как можно более ясно и отчетливо. Если образ получается нечетким, откройте глаза и снова посмотрите на настоящее пламя. Когда образ, наконец, станет похожим на реальную свечу, прекратите упражнение и сразу же проведите пальминг.*

Для интереса вы можете контролировать результат по таблице окулиста, проверяя свое зрение до и после тратаки.

Вращение орбиты внутри головы

Мы уже пользовались китайской акупунктурой, но надо отметить, что работе со взглядом уделяется огромное внимание в даосской традиции. Мы могли бы многое заимствовать из даосизма: «слияние пяти стихий», аналог йогической пратьяхары с направлением чувства зрения внутрь, или комплекс Дао-инь, направленный на развитие внешнего восприятия органов чувств. Однако в связи с дхараной особенно полезно дополнить тратаку так называемой «монадой для головы», приводимой ЧОМом в книге «Даосская йога для женщин». Семеричная орбита для головы позволяет ослабить зависимость мозга от напряжения, что, как нам известно, способствует расслаблению и сосредоточению, а вслед за тем и улучшению зрения. Напряжение снимается не только в неподвижности, но и когда движению энергии придается определенное направление, образующее форму монады. Так, в сфере головы можно выделить несколько плоскостей, ограниченных окружностями, и с каждой из них нужно работать отдельно, закрыв глаза и собрав внимание внутри головы. При этом вы скоро заметите, что при вращении каждой орбиты глаза сами собой начинают мягко вращаться в том же направлении, а со временем возникнет странное ощущение, что взгляд поворачивается по всей окружности, так что вы смотрите буквально во все стороны. Ощущение видения поначалу будет похоже на перемещение прожектора, а затем на излучение света во все стороны, подобно солнцу. Однако эта энергия не будет теряться, поскольку в действительности глаза закрыты, а внимание удерживает контур окружности вокруг головы, не позволяя ей рассеиваться. Таким образом, вся выработанная и упорядоченная энергия будет «упакована» в центре головы и доступна для восстановления энергетической структуры глаз.

Техника выполнения. Движение можно начинать с верхней точки по кругу, далее по монаде через центр, затем с нижней точки в другую сторону по кругу, далее снова по монаде через центр, возвращаясь в исходную точку по кругу. Такое движение представляет собой восьмерку, которая замыкает вращение энергии по кругу через центр. Постепенно должно возникать состояние, позволяющее преодолеть застой, снять напряжение и вызвать расслабленное вращение энергии.

Увидеть – значит, вспомнить...

Центральная фиксация взгляда, равно как и концентрация внимания, связана кроме всего прочего с безукоризненной памятью. Согласно д-ру Бейтсу, хорошее зрение однозначно предполагает также и хорошую память, а плохая память сразу выдает нам свидетельство о плохом зрении. Как мы и сами можем догадаться, то и другое находится в прямой зависимости от степени расслабления. Наилучшим способом оценить память Бейтс считает способность человека вспомнить с закрытыми глазами абсолютно черный цвет, который он называет точкой «полной остановки», т.е. полным расслаблением. При хорошем зрении, стоит только закрыть глаза, как в сознании воцаряется полная темнота. Когда же глаза открыты, человек способен «вспомнить» черный цвет, поэтому он всегда видит контуры предметов отчетливо при любом освещении. Но если зрение испорчено, контрастность исчезает, и нам начинает казаться один и тот же шрифт более или менее серым в зависимости от времени суток и степени усталости. Если мы не в состоянии представить и увидеть черный цвет, то отсюда следует однозначный вывод, что нам трудно расслабиться. Причем, все эти выводы применимы к обоим глазам по отдельности: тьма в одном глазу может оказаться темнее, нежели в другом, в точной связи с различием в состоянии глаз. Однако «память черного» не создает расслабление, а зависит от него. Так, мы можем использовать пальминг, чтобы упрочить «полную остановку» и видение черного цвета. Достаточно восстановить способность вспомнить черноту, которая означает концентрацию на внутреннем основании видения, как все дефекты зрения устраняются. Следует начинать с небольшого черного пятна, а затем постепенно увеличивать область черного цвета, которую вы способны представить, хотя для некоторых бывает проще наоборот. Д-р Бейтс приводит много практических примеров, как способность вспомнить черный цвет отражается на памяти в целом.

Когда воспоминание «полной остановки» становится привычным действием, оно не только не мешает мыслительным процессам, но и весьма способствует их протеканию. Разум, вспомнив некое основание, обретает центральную фиксацию, благодаря которой выстраиваются все остальные факты сознания. Так, одна школьница поделилась с Бейтсом своим открытием, что не находя ответа на вопрос учителя, она воспроизводит в уме черный цвет, и ответ сразу возникает на этом внутреннем экране. Сам Бейтс с неизменным успехом пользуется приемом «полной остановки», когда не может вспомнить фамилию пациента. Даже из двух музыкантов, знакомых доктору, один имел плохое зрение и никогда не мог идеально представить черный цвет, а другой имел хорошее зрение, и для него «полная остановка» не представляла особой трудности. Так вот, первый музыкант всегда играл, не отрывая взгляд от листа с нотами, а второй не нуждался в нем вовсе, ибо прекрасно воспроизводил музыку по памяти...

Глава 4.
Открытие «третьего глаза»

Поверь, никто не способен увидеть Меня обычными глазами.
Я дарую тебе божественное око, чтобы ты узрел Мою славу!
Бхагавадгита (11.8)

Наконец, мы переходим от внешнего зрения к внутреннему видению, которое неосуществимо обычными глазами, но делает их едва ли не излишними. Мода на открытие так называемого «третьего глаза», которая еще не совсем прошла, заставила повредиться в рассудке многих «духовидцев». Несмотря на развитие йоги в России и повышение уровня духовной культуры, предрассудки о том, что можно увидеть «третьим глазом» и зачем вообще смотреть куда-то «мимо» хлеба насущного, все еще бытуют. Однако многим уже прекрасно известно, что Аджна (пресловутый «третий глаз») – шестая чакра, или энергетический центр, расположенный на вершине канала Сушумна, проходящего снизу вверх внутри позвоночника от промежности до межбровья. Большинство йогов согласны в том, что это последняя чакра в пределах тела, тогда как последняя – Сахасрара находится уже чуть выше макушки головы. В классической йоге энергия, которую называют Кундалини, поднимается именно снизу вверх, поэтому, конечно, Аджна «открывается» последней. На самом деле правильнее было бы сказать «развивается» или «наполняется энергией», ибо в смысле подверженности влияниям извне она скорее, наоборот, «закрывается», обретает структурную целостность. Мы уже проделали немало самых разнообразных упражнений, цель которых состояла в том, чтобы сублимировать энергию нижних центров и поднять ее в центр головы. Теперь мы должны быть готовы к тому, чтобы достойно встретить последствия собственных усилий. Если вы начали «видеть» помимо использования зрения, не стоит пугаться, а если еще не начали, то продолжим к этому готовиться. В действительности, даже в индийской культуре феномен видения понимается не однозначно, и в древних сказаниях встречаются весьма странные истолкования и места, где расположен «третий глаз», и функции, которую он выполняет.

Истории о мудреце Бхригу рассказывают везде по-разному, а в святом городе Тирупати бытует храмовое предание о том, что «третий глаз» был у него на стопе. Однажды Бхригу решил проверить, кто из всех богов самый мудрый и более остальных достоен поклонения среди людей. Первым делом направился он к Брахме, а тот не заметил его, беседуя со своей возлюбленной супругой, хотя даже боги обязаны почитать мудрецов. Бхригу рассердился и решил, что по всей Индии не должно быть ни одного храма Брахмы. После этого пошел он проведать Шиву, но и тот был занят беседой со своей супругой и не обратил на его появление никакого внимания. Тогда Бхригу повелел, чтобы вместо Шивы повсюду почитался только лингам, и поспешил к Вишну. На беду тот тоже проводил время с супругой, и тут Бхригу совсем рассвирепел и изо всей силы пнул Вишну ногой в грудь. Тогда бог понял свою ошибку, мгновенно схватил ладонями стопу мудреца, на которой находился «третий глаз», и начал его мягко массировать. Бхригу смилостивился и решил, что только Вишну достоин поклонения, поэтому в вишнуитских храмах всегда стоят величественные статуи этого бога.

Дхьяна – проницать все насквозь

Тот, кто созерцает и почитает Меня во всех существах,
Никогда не теряет Меня из виду, и Я не свожу с него глаз.
Бхагавадгита (6.30)

Медитация окружена предрассудками ничуть не в меньшей степени, нежели «третий глаз», и попытки медитировать в большинстве своем сводятся к любованию необычными картинками, которые появляются перед закрытыми глазами. Однако дхьяна – это продолжение дхараны, то есть концентрация, ставшая устойчивой. Достаточно немного подумать, чтобы сразу стало очевидно: если мы сосредоточились на одном объекте, значит, мы не обращаем внимания ни на что вокруг. Но если мы видим только один предмет, то он не имеет границ, отделяющих его от других предметов, а значит, внутри нашего созерцания нет никаких различий. В итоге, мы приходим к заключению, что в медитации вообще «ничего нет», и это чистая правда. Хотя погружение в медитацию может начинаться с какого-то объекта, но постепенно доходя до сути объекта, мы обнаруживаем себя сосредоточенными на едином основании всех вещей, которое ничем не отличается от нашего собственного осознания, а эта целостность и есть Тот, ради лицезрения которого мы и «открываем третий глаз». Как поясняет Свами Венкатешананда, медитация не является ни размышлением, ни созерцанием в привычном смысле разглядывания, а есть осознание, сосредоточенное внутри объекта. Учителя возмущает расхожее выражение «медитировать на розе», и он поправляет: «медитировать в розе», точнее «медитировать себя в розу»! Но внутри розы, равно как и внутри всего сущего, пребывает Господь, поэтому любая медитация по сути своей есть предание себя воле Всевышнего. Внутреннее видение есть по определению видение подлинной реальности вещей, а реальны они только в той мере, в какой представляют собой форму божественного.

Встреча с Рамакришной перевернула все в сознании Вивекананды, ибо он видел перед собой человека, который убежденно говорил о боге как реальной личности, с которой можно общаться в повседневной жизни. Когда он приехал, Рамакришна сидел на кровати в комнате и предложил ему присесть рядом, явно обрадовавшись его появлению. В следующее мгновение Вивекананда заметил, что его охватило какое-то странное состояние, в котором он сосредоточил свой взгляд на нем, а затем подвинулся ближе. Рамакришни с сиянием в глазах коснулся правой ногой его тела, и внезапно стены комнаты начали отступать, а предметы растворяться, и все вокруг вместе с ним стало погружаться в бездонную пустоту. С открытыми глазами он наблюдал, как исчезает он сам, и, потеряв всякий контроль над собой, выкрикнул: "Что ты со мной делаешь? Меня дома родители ждут!" Рамакришна громко рассмеялся, коснулся его груди и спокойно произнес: "Хорошо, всему свое время". Сразу же, не менее чудесным образом, привычный мир вернулся на прежнее место. В следующий раз Вивекананда решил не поддаваться "гипнозу" и держаться осторожнее...

Цель – «саморазгипнотизироваться»

О Арджуна! Я даровал тебе видение Своей истинной формы,
Никогда прежде не виданной никем из простых смертных...
Бхагавадгита (11.47)

Медитация неописуема, и опасность описания состоит в том, что оно доверчиво принимается за реальность. И тогда вас ожидают два разочарования: либо ваше видение не совпадает с реальностью, либо, что еще ужаснее, вам начинает казаться, что вы видете именно то, что себе представляете. Свами Венкатешананду часто спрашивали, не похожа ли медитация на само-гипноз. Йог отвечает: нет! Наоборот, в этом океане вселенского бытия маленькая волна, которой является каждый из нас, уже загипнотизировала себя, создав илюзорные границы своего обособленного существования. Вы – бескрайняя бессмертная блаженная Самость, а само-гипноз заставляет вас считать себя ограниченным существом. На самом деле, медитация – не само-гипноз, а верный способ само-разгипнотизироваться... Всякий раз, когда вам не удается что-то рассмотреть и у вас начинает возникать чувство собственной ущербности, обратитесь к внутреннему взору, который покажет вам необозримые просторы вашего божественного бытия. Таким образом, медитация должна происходить не в определенные часы в отведенном для этого месте, а быть состоянием бытия, в котором вы учитесь простому искусству, как жить целостно. Один из критериев успешной медитации, предложенный Свами Венкатешанандой, поражает своей точностью и практичностью: способны ли вы жить так, чтобы никому вокруг никогда не создавать никаких проблем? Задумайтесь, как вы должны тогда видеть себя самого и окружающий мир? Постарайтесь избавиться от оков собственного «гипнотического» взгляда. Другой вопрос, как же человек вообще может забыть истину?

В некотором царстве один министр начал злоупотреблять доверием царя, что, конечно, не понравилось остальным министрам. Тогда они перестали допучкать его ко двору, а царю доложили, что он умер.

Отставной министр все же пытался добиться аудиенции: однажды он перелез через забор в царский сад, но придворные поспешили уверить царя, что перед ним всего лишь призрак. Тогда несчастному ничего не оставалось, как стать лесным отшельником, что он и сделал. Как-то раз царь отправился на охоту и набрел на своего бывшего министра, погруженного в глубокую медитацию. И хотя на сей раз царь был без свиты, завидев "призрак", он поспешил прочь, пока тот не начал приставать к нему. Так и духовно ищущий может уверить самого себя, что полученное им откровение - всего лишь игра воображения, не более того.

Самосозерцание. *Посмотрите на себя - кто вы? Можете ли вы сказать, что вы – это тело, чувства, мышление... Если лишить вас глаз – вы останетесь? Если лишить вас зрения, доставляющего вам образы окружающего мира, - вы все равно останетесь? Если лишить вас созерцания, составляющего связные картины из виденных ранее образов, - вы и тогда останетесь? Если лишить вас видения самого себя, полученного в процессе соотношения с системами образов – останется ли кто-то, кто будет наблюдать за вами и всем остальным? И есть ли разница между вашим и этим Взглядом?*

Единство в сознании и созерцании

О Арджуна! Тот, кто видит единство всего, подобное Самости,
Равно взирает на скорбь и радость, - такой йог превыше всякого!
Бхагавадгита (6.32)

«Доктор, я безмерно благодарен вам за все, что вы сделали для моих глаз, но никакие слова не в состоянии передать благодарность, которую я чувствую за то, что вы сделали для моего ума», - такое пылкое признание довелось услышать от одного из своих пациентов д-ру Бейтсу. И немудрено, ведь он не устает повторять, что испорченное зрение – результат ненормального состояния ума. Очки могут на время сгладить эти негативные последствия, создавая для глаз видимость расслабления и сосредоточения, но ведь состояние ума от этого не меняется, и со временем зрение становится еще хуже. Способность видеть также всегда связана с интересом, и глаза всегда видят лучше то, что интересно воспринимать уму. И снова мы обнаруживаем сходство медицинских заключений с мнением йогов. Так, Айенгар заявляет: глаза – показатель состояния мозга, они принадлежат уму. Когда мы погружаемся в медитацию, ум отключается, поэтому мы созерцаем не глазами, а самим сознанием. Глаза – зеркало всего лишь ума, а не души, хотя это заключение и противоположно расхожему мнению. Однако после практики пратьяхары, когда все чувства, включая зрение, уже обращены вовнутрь и находятся под контролем, это странное утверждение становится верным. Медитация – выход за пределы мышления к чистому осознанию, а значит, выход за пределы зрения к прямому созерцанию. И суть бытия в осознании и созерцании всегда едина, тогда как зрение и ум вечно находятся в разладе, пытаясь совместить образы с внешним видом вещей.

Д-р Бейтс считает, что идеальная память и острое зрение, которыми наделены дикари, возможна только потому, что они не думают! Ум дикаря всегда спокоен, поэтому он все помнит и все видит. Цивилизованный человек вечно чем-то озабочен, поэтому все забывает и ничего не замечает. Однако Бейтсу доводилось наблюдать феноменальное зрение у современных людей, например, одна девочка видела спутники Юпитера невооруженным взглядом, могла воспроизвести целиком текст прочитанной книги, а также за несколько дней выучивала такой объем латинского языка, на освоение которого у ее сестры со слабым зрением уходило несколько месяцев. Как и во всех остальных подобных случаях, она отличалась от прочих людей живым интересом, т.е. способностью к длительному сосредоточению. Все, что она делала, обладало целостностью, поэтому она исходно пребывала в единстве сознания и созерцания, а исходя из них устанавливала согласие зрения и ума, - одним словом, медитировала.

Воображение – творение видимого

Невежественному не ведомо, пребывает душа в теле или нет...
Только наделенный оком мудрости способен осознать видимое.

Бхагавадгита (15.10)

Воображение – помеха в медитации, но прекрасное подспорье для зрения. Как такое возможно? Дело в том, что воображение основано на памяти, как подчеркивает д-р Бейтс, и творит образы на основании виденных ранее образов, т.е. позволяет достроить картину мира, которую не способны как следует рассмотреть глаза. Но вот вопрос, хорошо ли это? Вообще все вещи «иллюзорны», как считают йоги, т.е. они одновременно реальны и нереальны: реальны в смысле их божественного основания и единства со всей Вселенной и нереальны в смысле их обособленного существования и отличия от других вещей. Д-р Бейтс вполне согласен с йогами, утверждая, что мы видим в большей мере умом, нежели глазами, и зрение зависит от нашей способности истолковывать воспринятое. В результате мы всегда видим не то, что оставляет впечатление, а нашу собственную интерпретацию реальности. Проще говоря, все мы живем в воображаемом мире, созданном завихрениями нашего ума. Йоги называют их «читта вритти», а главная цель йоги состоит именно в том, чтобы изгладить из сознания игру воображения и достичь созерцания истинной реальности. Тогда перед нашим внутренним взором не останется ничего, кроме ослепительного сияния, в котором растворяются границы предметов, и все сливается в единство, называемое Господом. Выходя из переживания этого состояния, человек в состоянии управлять своим воображением, поражая окружающих властью над миром. Однажды современного святого-чудотворца Шри Сатья Саи спросили, как он материализует вещи, и тот ответил: с помощью воли и воображения. Надо отметить, что это классическое понимание творения в индийской культуре.

Однажды вокруг современного святого Гудиди Бабы собралась большая толпа, и все просили показать им чудо. Сначала Баба отказывался, но наконец спросил, что они хотели бы увидеть. Кто-то выкрикнул, что он желает отведать гранат, который было невозможно нигде достать в той местности в то время года. Через несколько минут Баба достал из-под платка настоящий спелый гранат, подбросил его в воздух и поймал в ладони. Толпа ахнула. Баба отдал гранат людям, и они немедленно поделили его на зернышки и съели. В другой раз мальчишки стали просить Бабу угостить их миндальными орехами. Баба сложил пустые ладони лодочной, и вскоре они наполнились миндалем, который он раздал мальчишкам. Но один из них заявил: «Не хочу миндаль, хочу кешью!» Баба снова поднял ладонь, и спустя пару мгновений протянул привередливому гостю желанное угощение.

Упражнение. Д-р Бейтс проводит разницу между стихийным воображением, которое создает изменчивый образ при плохом зрении, и управляемым воображением, которое позволяет улучшить зрение. Осознав тот факт, что видимый предмет – творение воображения, пациент легко верит, что он способен создать четкий образ перед своими глазами. Допустив, что он может просто представить себе буквы на таблице окулиста, не утруждая себя их разглядыванием, пациент расслабляется... И тут происходит настоящее чудо: внезапно он начинает видеть ясно и отчетливо ту строку, которая ранее плавала в тумане! Этот метод действует особенно успешно при миопии (близорукости). Посмотрите на букву с того расстояния, с которого вы можете ее увидеть, затем закройте глаза и представьте образ буквы, после чего откройте глаза, и вы обнаружите, что можете сделать шаг назад, не теряя отчетливости очертаний этой буквы. Теперь вам недалеко и до материализации фруктов...

Поглощенность Солнцем и Луной

Я вижу Тебя без начала и конца, всесильного и многорукого. Солнце и Луна – Твои глаза, озаряющие сиянием Вселенную.

Бхагавадгита (11.19)

Вспомните комплекс Сурья-намаскар – поклонение Солнцу. Выполняя асаны, мы обращали свое внимание на образ солнца, а взгляд (по возможности) – к восходящему солнцу. Не менее полезны для глаз Сурья-дхьяна и Чандра-дхьяна – созерцание солнца и луны, которые часто называют солнечными и лунными «ваннами», ибо глаза «купаются» в свете. Мы могли бы привести эти нехитрые упражнения среди очистительных процедур, как обычно и делают, поскольку свет укрепляет зрение. Однако в действительности это простейшие медитативные техники, но только теперь мы в состоянии отнестись к ним подобающим образом. Иными словами, мы не будем «медитировать на солнце», а «медитировать в солнце» - не смотреть на диск, а быть в свете. Точно такое же упражнение можно проводить в полнолуние, купая глаза в свете луны, который обладает другим качеством света и энергии, но не следует созерцать ущербный полумесяц. Важно не столько направить взгляд в сторону солнца, сколько устранить из своего ума все мысли, не имеющие отношения к солнцу, а затем и все мысли, касающиеся его самого. Хорошо помогает мантра «Ом Сурьяя намаха!» - когда в уме не останется ничего, кроме мантры, вам не составит труда остановить саму мантру. Должно остаться только солнце - вы должны слиться с ним. Это подготовительная объектная медитация перед медитацией на Аджне, к которой мы скоро перейдем. Что же касается улучшения зрения, то внешняя техника может быть сохранена в том самом виде, в каком ее рекомендуют окулисты.

Техника выполнения. С медицинской точки зрения солнечный свет полезен для глаз, ибо он устраняет всякое утомление, доставляя приток энергии к сетчатке и глазным мышцам. Д-р Агарвал приводит следующий терапевтический вариант. Усядьтесь удобно в кресло с высокой спинкой и подлокотниками, обратив лицо к утреннему или вечернему солнцу, непременно закрыв глаза. Мягко поворачивайте тело в кресле из стороны в сторону, чтобы лучи падали на веки под разными углами, или само кресло, если это качалка. Никогда не подставляйте даже закрытые глаза под палящие лучи солнца, а также не пытайтесь делать это упражнение, если оно доставляет вам какие-либо неприятные ощущения. После обязательно побудьте в тени и промойте глаза холодной водой.

Аджна открывается последней...

Йог, упрочивший перед смертью дыхание в межбровье,
Преданно созерцая Господа, воистину достигает Бога!
Бхагавадгита (8.10)

Бесполезно работать с Аджной, если вы не проработали нижние центры. Именно попытки «открыть третий глаз» без всякой подготовки прекрасно свидетельствует, на что способна неуправляемая энергия, вышедшая из-под контроля. Все «мультфильмы», заставляющие часами просиживать незадачливых любителей эзотерики перед «внутренним экраном», - создания неочищенной энергии. Такое времяпровождение ничем не лучше, чем просиживание целыми днями перед телевизором, а может столь же пагубно сказаться и на зрении. Ведь в таком случае напряжение неизбежно, а глаза закрыты, - конечно, зрение начнет садиться... Хорошо, если дело не доходит до кошмаров по ночам, ведь подъем в верхние центры грубой энергии позволяет вторгаться в сознание низшим сущностям, примитивным энергетическим образованиям, состоящим как правило из негативных эмоций и желаний. Йогам прекрасно известны эти «демоны», которые, как и всякая иллюзия, и реальны и нереальны. Один из читателей моих книг по йоге, самостоятельно практиковавший медитативные техники на открытие чакр, почерпнутые им их неизвестных мне источников, писал мне письма с просьбой помочь избавиться от ночных кошмаров, добавляя при этом, что ужасы эти «очень приятные», а «сущности» дарят ему «такие красивые амулеты». Ничего подобного вам не грозит, если вы добрались до этой ступени, серьезно отнесясь ко всем упражнениям, предложенным выше. Если вы выполняете все правила ямы и ниямы, то вы застрахованы от притяжения негативных энергий, если вы занимаетесь асанами и пранаямами, то у вас прочная «непробиваемая» энергетическая структура, а если вы контролируете свои чувства с помощью пратьяхары и дхараны, то вы сами выбираете, с чем именно вы намерены контактировать, и все прочее не способно попасть в ваш внутренний мир. В полном покое вы можете медитировать на Аджне, добиваясь ясного видения подлинной реальности бытия.

Техника выполнения. *Сядьте в медитативную позу, предпочтительнее всего в Падмасану, которая давно уже перестала составлять для вас трудность. Можно начать с подготовительной пранаямы Нади-шодханы для дополнительного очищения, а затем проделать какое-нибудь упражнение на концентрацию, например, даосскую орбиту для головы. Наконец, закройте глаза и полностью расслабьте все тело, сосредоточив внимание в межбровье и мягко сведя взгляд в эту точку. В сознании не должно быть ничего, кроме светящейся точки, которая постепенно становится все ярче, заливая светом сначала внутреннее пространство головы, а затем распространяясь на все вокруг. При появлении каких-либо мыслей или образов просто растворяйте их в этом свете. Не следует цепляться за них и начинать рассматривать или обдумывать, что бы они значили. Они ничего не значат – все это просто «читта вритти», ментальный и астральный мусор, который нужно безжалостно сжечь в пламени внутреннего взора. Смотрите на все, как на топливо для огня, на котором вы приносите в жертву все, что имеете в уме, ради благословения божественным видением. Однако не забывайте о том, что нужно возвращаться в обычный мир. Ни в коем случае не выходите в том же самом состоянии прямо на улицу, а обязательно соберите весь свет обратно в точку в межбровье и восстановите внешнее осознание, мягко открыв глаза и переведя внимание на любой предмет.*

Самадхи – «слепые провидцы»

> *То, что кажется тьмой для всех существ,*
> *- ясный день для провидца.*
> *То, что кажется светом для всех существ,*
> *- темная ночь для провидца.*

Бхагавадгита (2.69)

Конечно, развитие тонкого восприятия мира не мешает пользоваться обычными глазами, чтобы продолжать жить среди людей. В действительности, самадхи означает просто сосредоточение, которое проходит несколько стадий, пока не достигнет предела – целостного видения. Другое дело, что видение почти лишает зрение всякой ценности, ибо когда развито прямое восприятие сути вещей отпадает нужда в окольном пути истолкования образов. Самадхи – наивысшее состояние созерцания, поэтому здесь мы лишь наметим стадии, через которые проходит на пути йоги сознание отдельного человека к сознанию всеобщности. Исходя из классических образцов, не нужно забывать, что времена изменились, и современная духовная жизнь чаще предполагает служение человечеству, а не личное освобождение. Вот почему сосредоточение, доступное при практике самадхи, обладает ценностью не только для развития видения, но и для улучшения зрения. Вспомните, что говорилось о центральной фиксации зрения, а ведь самадхи – это просто углубление и развитие дхараны, или концентрации сознания. Мы постараемся акцентировать независимость видения от зрения, поскольку обратная зависимость очевидна. Чем сильнее сосредоточение сознания, тем яснее видят ваши глаза, даже если вам уже не слишком интересно смотреть на вещи извне. Как и во всех остальных аспектах, занятия йогой меняют систему ценностей: вас удручала неспособность смотреть телевизор круглыми сутками, вы занялись йогой, чтобы поправить зрение, старательно проделывали упражнения, наконец, добрались до самадхи... И вот, вы уже подумываете, в какой угол задвинуть покрытый пылью телевизор, чтобы освободить в комнате побольше места для алтаря и практики. Вы давно уже все прекрасно видите, но предпочитаете проводить свободное время в медитации и сатсанге. Наверное, это кажется «утопией», но, как говорится, посмотрим... Иногда для такой чудесной перемены достаточно взглянуть в глаза подлинно просветленной личности.

Несчастная женщина в Румынии осталась без мужа, одна растила детей и работала врачом за мизерную зарплату, каждый день добираясь до больницы, меняя два автобуса. Она рано вставала, каторжно трудилась, а к вечеру валилась с ног от усталости, хотя дома ее заботы и внимания ждали дети. Через несколько лет такой жизни она погрузилась в глубокую депрессию, страдая от головных болей, истерик и тревог. Однажды она прочитала книгу о Рамане Махарши и постаралась раздобыть его фотографию. Несколько дней спустя она вдруг почувствовала спонтанное желание принять позу лотоса и, усевшись на полу, стала неотрывно глядеть в глаза Махарши. Незаметно для нее самой боль растворилась без следа, и все ее существо затопило неслыханное блаженство. Вскоре она повыкидывала все лекарства, ибо в ее жизни наступил мир и покой. Каждый день она черпает необходимую силу и упорство, глядя в глаза Махарши, и живет воистину счастливо, хотя ничто не изменилось во внешнем мире.

Витарка – отличать реальное от нереального

Нереальное не возникнет, а реальное не исчезнет...
Суть реального и нереального прозревает провидец.
Бхагавадгита (2.16)

Витарка означает анализ, или просто логику рассмотрения. Когда мы направляем взгляд прямо вперед, то активизируется фронтальный мозг, ответственный за деятельность мышления, и мы имеем перед собой обычное поле зрение. При этом разум принимается за различение объектов, что по сути и есть витарка. Однако мы так навсегда и останемся в этом состоянии, пока не задумаемся об основном отличии – реального и нереального. При взгляде на любой предмет разум начинает приводить доводы за и против его ценности для нас, которые в конечном свете сводятся к решению, быть или не быть этой вещи в нашем мире. Отвечая на всевозможные «как?» и «почему?», мы отличаем вещь от всего остального, но не видим ее саму, как таковую. То же самое касается и созерцания собственных состояний – гнева, жадности, печали и т.п. Стоит им появиться, как мы сразу начинаем думать, отчего нам так плохо или хорошо, как избавиться от этого состояния или продлить его, но мы никогда не смотрим на него, как оно есть. На стадии витарки следует начать беспощадно отсекать любые суждения, которые ведь не касаются самого объекта, а исходят из ума. Постепенно вы очищаете его присутствие от всего нереального, и тогда он просто есть, а вы можете переходить к следующей стадии самадхи, сосредоточиваясь уже только на реальном. Например, вот что предлагает проделать Свами Венкатешананда с состоянием горя –

как следует на него смотреть и что в конечном счете надлежит увидеть. Это упражнение для «продвинутых», но ведь среди массы читателей всегда отыщутся таковые.

Попробуйте следующее. Встаньте перед кипящей водой: вы видите воду, но ведь вы сами не должны из-за этого кипеть, не правда ли? Точно так же, когда вы видите скорбное зрелище, которое причиняет вам сильное страдание, просто наблюдайте за своим страданием и осознайте, что вы созерцаете свое страдание. При все более полном сосредоточении на страдании вы внезапно проникнете внутрь него, поняв, что вы не отличаетесь от страдания. И если вы чувствуете единство со страданием, если вы сами и есть страдание, то как же вы можете испытывать страдание. Огонь не чувствует собственной жгучести, он и есть жжение.Когда вы проникли в суть страдания, вы уже не способны страдать – вы свободны.

Вичара – соединять реальное с реальным

Мудрец взирает теми же глазами на ученого брахмана, корову, слона, собаку, отверженного неприкасаемого...

Бхагавадгита (5.18)

Вичара – это синтез, или чистое внимание. Айенгар отмечает, что когда мы не просто смотрим вперед, а распространяем зрительное восприятие от задней стороны виска, возле самого уха, в действие включается задний мозг, ответственный за обобщение информации. Тогда начинается стадия вичары, на которой мы объединяем реальность в одно целое. Если вам трудно понять, о чем идет речь, Айенгар предлагает зайти в любой храм и понаблюдать за собой. Ваш взгляд будет сфокусирован на чем-нибудь перед вами, например, на алтаре, но в действительности ваше внимание охватывает внутреннее пространство храма, воспринимая все вокруг как единое целое. Это целостное медитативное видение. Именно так вы должны воспринимать свое тело при выполнении асан, не говоря уже о последующих техниках пранаямы и т.д. Подчеркивая необычайную важность вичары как стадии сосредоточения, Свами Венкатешананда предлагает снова посмотреть не боль. Стоит начать чему-нибудь болеть, как мы пытаемся обвинить кого-то в своих страданиях или отыскать и устранить причину. Вместо того чтобы погружаться в поток размышлений, йог советует пристально посмотреть на боль, и тогда вы сможете с ней справиться, а точнее, поладить, воссоединившись со своей реальностью. Впоследствии, на что бы ни упал ваш взгляд, что бы ни попало в сферу вашего внимания, вы созерцаете его до основания и находите реальность, которая всегда одна и та же.

Что такое боль? Когда вы начнете созерцать боль, отстранив все досужие размышления, вы заметите, что ум стал совершенно чистым. Пока вы созерцаете ум, тело разбирается с болью. Стоило вам отрешиться от боли, как уже ничего не болит. Вы спокойно рассматриваете поле ума, и в свете ссозерцания вам становится абсолютно ясно, что есть стена, но тень на ней не существует, что есть поверхность воды, но волна не обладает реальностью.

Ананда – пребывать в вечном блаженстве

Мишура отлетает от взгляда того,
кто не озирается по сторонам.
Все мизерное исчезает перед тем,
чей взор покоится на Всевышнем.

Бхагавадгита (2.59)

В индийской философии в качестве предельного состояния принимается не просто осознание реальности, а сат-чит-ананда – единство бытия, сознания и блаженства. Если вы осознаете реальность, то вы закономерно переживаете непрерывное блаженство. Разумеется, понимание блаженства отличается от ощущения счастья в противоположность несчастью, а предполагает именно непрерывное состояние наполненности осознанием реальности. Иными словами, синтез уже завершен, и вы всегда видете всю реальность, а не воссоздаете ее всякий раз заново из отдельных частей. Вы продолжаете жить при свете очей Господа, ибо видеть свое творение для него означает наслаждаться собственной Самостью. Это вечное самосозерцание становится доступным вашему переживанию, если вы раз и навсегда приобщаетесь к нему. Проще всего достичь этого состояния путем бхакти-йоги, и даже описывая восемь ступеней, которым мы терпеливо следовали, Патанджали отмечает, что конченой цели можно достичь и иначе – по любви к Ишваре, избранному для поклонения божеству. В индийской традиции существует множество историй о бхактах – преданных Господа, созерцавших его непрерывно в состоянии божественного экстаза от переполнявшего их блаженства. Как они достигали слияния с богом – день и ночь не сводя с него взора, погружаясь в его сущность, сливаясь с его формой. Такова, например, история великого учителя древности Гауранги.

Поначалу Гауранга изучил все науки и прослыл выдающимся ученым, но необыкновенная перемена произошла в нем после того, как он стал учеником странствующего отшельника и преданным Господа Кришны. Вся его гордость за свою ученость мгновенно улетучилась, и он в ликовании распевал имя бога, смеясь и танцуя. Однажды ему довелось узреть отпечаток ноги Кришны в храме, и он застыл перед ним в неподвижности, подобно статуе. Он полностью погрузился в медитацию, и слезы блаженства текли из его глаз непрерывным потоком. Учитель с трудом вернул его к внешнему сознанию, но придя в себя Гауранга стал умолять посвятить его в мистерию любви Радхи к Кришне, которая всю свою жизнь не желала видеть ничего, кроме возлюбленного. Гауранга потерял покой, взирая на все пустыми невидящими глазами и подолгу сидя в медитативной позе. Вся история его дальнейшей жизни – стремление наполниться той анандой, которой он вкусил при взгляде всего лишь на след ноги Господа.

Асмита – осознавать истинную Самость

*О Арджуна! Достигнув просветления
ты не впадешь в невежество!
В ясном свете ты усмотришь истину
сначала в Себе, затем во Мне.*

Бхагавадгита (4.35)

Все стадии сосредоточения вытекают одна из другой при единственном условии – углубление внимания. Если вы переживаете блаженство от осознания реальности, то вашему внутреннему взору скоро откроется ваша истинная Самость, ибо именно она представляет собой источник сат-чит-ананды. Переживая собственную всеобщность, вы никогда уже не перепутаете самих себя ни с чем – ни со своим телом, ни со своими чувствами, ни со своими мыслями. Провидец, ведающий о своей подлинной сути, становится равнодушен к телу и его состоянию. Вот почему столько просветленных не только в древности, но и в наше время, по видимости умирают от болезней. Вспомним Рамакришну Парамахамсу и Раману Махарши, ушедших от рака, да и Свами Шивананда по признанию его учеников был «домом всех недугов». В индийской традиции все внимание святых сосредоточено на боге, поэтому собственное тело волнует их очень мало. Однажды Рамакришну спросили, почему он не воспользуется йогической силой, чтобы вылечить себя от рака горла, и тот возмутился: «До сих пор вы говорили как умный человек, а теперь я слышу речи невежды... Мое сознание отдано Господу, как же я могу забрать его обратно и направить на это жалкое тело?» Парадокс состоит в том, что видя божественную реальность повсюду, вы не сможете задаться целью что-то улучшить в этом «совершеннейшем из миров» Конечно, вы можете улучшить зрение, но все стоит своих денег – ваше внимание будет сосредоточено на глазах, и вы рискуете потерять из виду необозримые пространства сияющей божественной реальности. Однако известны случаи, когда самоисцеление не мешало пребыванию в истинной Самости.

Святой Садашива Брахман полностью утратил осознание тела, поэтому разгуливал повсюду нагишом. Однажды он зашел в дом, где были женщины, и хозяин в гневе схватил меч и отсек ему руку. Святой никак не отреагировал на жестокий поступок, он даже не заметил, что потерял руку, а продолжил путь, как ни в чем не бывало. Пораженный хозяин последовал за ним, а через несколько дней пути приблизился к святому и пал ему в ноги, умоляя о прощении. Садашива удивленно спросил: «Кто ты? Я впервые вижу тебя... И что дурного ты сделал мне?» Внимательно выслушав всю историю от начала до конца, святой обнаружил, что потерял руку. Тогад он коснулся раны другой рукой, и сразу же

101

потерянная рука появилась на прежнем месте. Затем он благословил своего обидчика и пошел дальше.

Дхарма-мегха – «облако добродетели»

Наивысшее состояние одинаково достигается в познании и действии. Только тот, кто видит единство знания и деяния, воистину видит!

Бхагавадгита (5.5)

Все степени сосредоточения, рассмотренные выше, считаются самадхи «с семенем», т.е. из них можно вернуться к обычному состоянию сознания. Однако из последней стадии концентрации, когда исчезает даже переживание Самости и остается только Господь, возврата нет. Во всяком случае, человек только по видимости остается человеком, хотя представляет собой совсем иное – совершенное существо с сознанием всеобщности Вселенной во всех ее проявлениях. Такое всеобъемлющее внимание не может быть надолго «упаковано» в тленное тело, озирающееся вокруг себя двумя глазами. Так ушел из жизни Свами Вивекананда, завершив свою миссию и посетовав: «Мое сознание стало слишком большим, и этому телу его не вместить». Вот почему самадхи «без семени» называют «облаком добродетели» - это чистый дух, сосредоточивший в себе всевозможное совершенство. Во всех древних трактатах по йоге отказываются описывать то, чего глазами не увидишь, и только святой может узнать святого, проникнув в его суть как в свою собственную. Встреча же человека, чей взгляд сосредоточен на вожделенном предмете, с человеком, чей внутренний взор сосредоточен на Всеобщем, кончается ничем.

Однажды мудрец медитировал в глухих джунглях, однако его глаза оставались открыты. Вдруг мимо него пронесся олень, а через некоторое время появился и охотник, утомленный погоней, и стал спрашивать мудреца, в каком направлении убежала его добыча. Тот помолчал и ответил: "Мой друг, отшельники живут в лесу всеобщего единства и лишены чувства собственного Я, поэтому неспособны различать вокруг себя отдельные предметы. И коль скоро в уме нет никаких помыслов, что я могу знать о твоем олене?" Конечно, охотник принял его за сумасшедшего и отправился дальше.

Так что не будем создавать излишнее напряжение, силясь представить жизнь провидца, ибо как известно, от умстренного напряжения портится зрение, а глаза нам с вами долго еще пригодятся. Видеть – лучше, чем смотреть, но не надо впадать в крайности и лишать себя зрения раньше, чем вы научитесь видеть. Тем более, что даже вступление в область самадхи предполагает еще долго совмещать видение со зрением – вплоть до полной самореализации, или того самого момента, когда в человеческом воплощении для вас уже не останется никакого смысла. За тем единственным исключением, что в вашем присутствии в этом полуреальном мире начинают крайне нуждаться другие люди – «слепцы, ведущие слепцов» по невидимому ими пути к неразличимой для их глаз цели.

Заключение.
«Смотреть» или «видеть»?

*Главное – будьте честны со своими глазами:
не заставляйте их смотреть на то, чего они не способны видеть,
и не мешайте им видеть то, на что они на самом деле смотрят.*
Д-р М. С. Агарвал

Противоположности сходятся: бывает, что человек начинает развивать внутреннее видение уже после потери зрения, просто от безысходности, а бывает, что прекрасное зрение позволяет быстрее на все насмотреться и задуматься о том, чего глазами не увидишь. Так, проходя по висячему мосту через священную реку Гангу в Ришикеше, я каждый день вижу слепого старика, сидящего возле перил с кружкой для подаяния. С раннего утра и до позднего вечера он остается на одном месте и негромким голосом повторяет имя Господа Рамы – последнего боговоплощения. В индийском обществе до сих пор сохраняется древняя культура подаяния, и нищий на улице может поддерживать жизнь годами, особенно если очевидно, что он не в состоянии себя прокормить. Конечно, этот старик никогда уже не увидит солнечного света, но стоит ли сомневаться, что до конца своих дней он узрит божественное сияние? В том же Ришикеше, расположенном у подножия Гималаев, если подниматься в гору к одному из шиваитских шрамов, то на пути вам попадется пещера Моуни Бабы. Встав на четвереньки, вы сможете проползти внутрь, где в полумраке с трудом разглядите широкую спину отшельника, сидящего спиной ко входу. Он не повернется к вам лицом, но его крупная фигура явно свидетельствует, что здоровья ему не занимать. Однако ему не интересно больше смотреть на суету мира, и он сидит с закрытыми глазами перебирая четки, годами делая то же самое, что и слепой сторик на мосту, - повторяет мантру. Есть ли между ними разница? Оба они хотят *видеть* подлинную реальность, одинаково скрытую слепотой и зрением.

Пройдя глазами по пути йоги, мы удостоверились, что «смотреть» и «видеть» — независимые способности, а нередко их пытаются даже противопоставить. Однако большинство из нас – сторонники «срединного пути», и все мы хотим обладать прекрасным зрением и в то же время обрести духовное видение. Разумеется, это возможно благодаря йоге, хотя и не обязательно. Даже если вам не удастся улучшить зрение, измеряемое в диоптриях, занимаясь йогой вы вскоре обнаружите, что работоспособности ваших глаз и повседневному самочувствию может позавидовать любой человек с нормальным зрением. В конце концов ваше зрение, дополненное внутренним видением, перестанет доставлять вам неудобства, и по степени полноценности жизни вы едва ли будете отличаться от остальных людей чем-то, кроме дополнительного украшения в виде очков или линз. Однако при систематической практике вы сможете улучшить зрение вполне реально, и такие случаи тоже известны. Если же вы обладаете хорошим зрением, то йога поможет вам сохранить его до глубокой старости. Просто в тех случаях, когда дело зашло слишком далеко, и ни один окулист не осмелится обещать вам благоприятного исхода, у вас есть выбор. С помощью йоги вы сможете продолжать свое существование, по крайней мере стабилизировав зрение на том уровне, до которого оно успело ухудшиться, а затем вернуть себе силы реализовывать насущные задачи. Тело всегда меняется медленнее, чем сознание: сначала вы становитесь мастером обращения с собственными глазами, какими бы они вам ни достались к моменту «прозрения», а затем постепенно воплощаете в материи своего тела настоящие глаза, способные смотреть не хуже, чем видеть. Расслабьтесь, не беспокойтесь о зрении. Взыскуйте видения, а смотрение «приложится».

Послесловие.
«Видеть безоружным взглядом»

Спасибо за книгу "Йога прозрения" Марии Николаевой (Шанти Натхини) - единственно стоящий источник после самого Бейтса. Подтверждает мои изыскания, но так лаконично и красиво и грамотно описано! Диоптрий у меня -15, очков нет пока (потеряла на улице), возвращаться к ним уже нельзя, а читать целиком без очков пока невозможно - просмотрела текст по диагонали.

Я веду свою хронику последние три недели и согласна с книгой. Интересна была только теория-философия. ключевой стала цитата: "Чувствовать – значит видеть, а видеть – значит чувствовать" из Б.К.С.Айенгара. Остальное - практика, самоисследование... Книжка отличная - воодушевляет продолжать начатое! Цитата была "в яблочко" - я тогда только в сотый раз это открыла, но не могла сформулировать. Одна трудность сейчас - уже изредка удается вспомнить черный цвет, но непросто.

Хатха-йогой я занималась с 6 до 18 лет, в 13-17 лет делала все гимнатистики для глаз, сейчас хожу на йогу в Атлантик-Сити. Но все это лишь подготовка и косвенно относится к зрению, поскольку прозрение случалось даже на сутки и не зависело ни от питания, ни от здоровья. Только психо-эмоциональное раскрыти и покой в глубине души: каллиграфия, стрельба из лука, массаж, купание ночью в море, прыжок солдатиком с пирса...

В декабре мне ожидается 40 лет, но я бросила йогу на первых курсах института, настолько все казалось легко - была очень гибкой. А вот три года назад попробовала возобновить - хахаха, потянешь руку и хорошоооо... Старость и каждое движение в радость! А в поисках по зрению у меня 27 осознанных лет на пути к цели. Впервые удалось почти месяц ежедневно и без очков методично круглосуточно долбить в этом направлении.

Это палка о двух концах: когда начинаешь видеть, тогда Жизнь превращается в блаженство, лекое, летящее, меняется голос, темп и все вокруг - прямо рай под ногами. Зрение - это

106

побочный эффект того большего, к чему хочу стремиться, и что не дадут ни очки, ни операция. Просто зрения мне мало! Это сильнее, чем первая любовь, поцелуй, прыжок с парашюта, покорение горных вершин... или не слабее!

Это как в кино-сказке, когда рушится царство Кащея и на его месте расцветают сады, птицы, бабочки. Я уже делаю художественные фотографии, но когда прозрею - они станут глубже. Пока это хобби - но верну зрение, и кто знает, во что это превратится? Шесть лет назад купила фотоаппарат, и дай, думаю, пока хоть что-то вижу, поснимаю. Ранее завязала с фото в 18 лет, когда было еще -6 , а цифровых фотокамер тогда не было. С такими глазами только самостоятельный труд возможен, сейчас я занимаюсь арендой в Петербурге.

Я Бейтса читаю с 13 лет как Библию... Саму Библию пробовала - но тяжело. Дзен-буддизм скорее. Читать почти не могу, только короткими фразами, с планшета яркого пока. Бога никак не представляю. его ж просто ощущаешь либо нет. Созерцание - это труд при таком зрении: из серии "рассбляемся до седьмого пота"! Когда глаза становятся цвета попы шимпанзе, тогда заканчиваем, вроде как не вышло и в этот раз! У меня дзен в дыхании, осознанности - и очень сильно и чудесно, когда ловишь этоот миг и хоть сколько нибудь синхронизируешься с ним. То есть с самим собой , а значит с Богом.

В книге для меня Америкой стало, что Бог видит нашими глазами, если мы ему не мешаем. Очень неожиданно и ожидаемо. Я-то всегда винила себя и диктатом занималась над своими глазами... Теперь пробую ре перечить Богу, а делегировать полномочия. Состояние доверия - самое страшное, и я почему-то его блокирую. Когдаже перешагиваю тот страх жуткий, то ощущаю прямо благодать... Странно, что мало кто это понял. Книга об этом и в этом ее ценность!

Фотограф-любитель,
Елена Гонтаренко (Санкт-Петербург)

http://photopodium.com/author/list_works/566/

Сведения об авторе

Мария Владимировна Николаева (Атма Ананда, Шанти Натхини, Долма Джангкху, Маде Шри Нади)

- специалист по западной и восточной философии и личностной психологии (три диплома);
- действительный член научной Ассоциации исследователей эзотеризма и мистицизма;
- кандидат в члены Интернационального союза писателей с международным паспортом писателя;
- член Союза Перводчиков России (Санкт-Петербургское отделение);
- автор 33 научных и популярных книг по восточным культурам (общий тираж 115 000 на русском);
- 15 переизданий на 6 иностранных языках (английском, китайском, индонезийском, литовском, эстонском, украинском);
- свыше 120 статей в периодических и академических изданиях, включая материалы научных конференций в вузах;
- переводчик и литературный редактор классических текстов и книг известных современных восточных мастеров;
- постоянный корреспондент российских и зарубежных журналов ("Йога", "Ёgа", 'Ubud Community', 'Sanur Community');
- регулярно дает интервью для масс-медиа (CNN (США), "Эхо Москвы", "Голос России", "Теории и практики", 'BaltNews' (Эстония), "Русские Афины" (Греция), 'Front News' (Болгария), 'OMNI Scriptum' (Германия), 'Beinenson.News', "Планета семинаров" и др.).

Параллельно с активной профессиональной философской деятельностью писателя и учителя, четверть века посвятила синтезу духовных практик в разных традициях:

- первый этап в западной культуре: биофак, древнегреческая и классическая немецкая философия, духовное делание в христианстве, путь воина, оккультизм, экстрасенсорика и биоэнергетика;
- 5 лет в Индии: проживала в ашрамах, совершала паломничества к святым местам в Гималаях; проходила тренинги в духовных центрах, сертифицирована как инструктор по йоге, была приглашена в Индийскую академию йоги, получила посвящения в крийя-йоге, натха-сампрадайе, буддизме ваджраяны, степень мастера рейки; приняла карма-санньясу;
- 2 года в 10 странах Юго-Восточной Азии (от Индии до Китая): проводила исследования в разных культурах, сидела долгие медитативные ритриты (випассана и дзен), изучала даосизм, тайцзы, шаманизм и др.;
- 5 лет на острове Бали (Индонезия): давала индивидуальные консультации по духовным практикам, сотрудничала с местными священниками и целителями, служила проводником по местам силы;
- с 2014 вернулась в Петербург: издает полное собрание своих трудов, продолжает преподавание практик и чтение лекций, будучи почетным членом РОО «Петербургская школа йоги», и параллельно реализует проект "Восток на Западе" (1 год в 10-ти странах Европы).

Содержание

www.ingramcontent.com/pod-product-compliance
Lightning Source LLC
Chambersburg PA
CBHW070157290526
45789CB00002B/803